U0249943

西
闪
著

# 巴黎综合征

Paris Syndrome

南京大学出版社

# 序言

习惯了秩序井然的生活,陡然置身偏离预期的时空,很多人都会感到不适。失落、困惑、恐慌、排斥,陌生文化带来的心理冲击甚至可能发展成生理紊乱,让人出现恶心呕吐、呼吸困难、失眠抑郁和迫害妄想的症状。由于医生在心向巴黎却被巴黎所伤的游客身上首度观察到这类现象,故而给了它一个专有名词:"巴黎综合征"(Paris Syndrome)。

或多或少,我们都是心向巴黎却被巴黎所伤之人,一旦发现崭新的事实无法套入旧有的模式就心绪不宁。偶尔我们也会隐约感到生活的信念不该建立在如此明显的偏见之上,但却找不到缓解病症的药方。

偏见的根源在于我们错误地将习惯和经验当成了真理,总以为熟悉的一切意味着天经地义,陌生的事物则潜藏着反常、乖戾、危险和敌意。哲学家休谟曾经批评把经验当天条的英国人。他说："即使爱尔兰人和法国人懂事明理，我们也会对他们存有偏见，认为爱尔兰人缺少机智，法国人不够庄重。人性是最容易受这类错误支配的，我们的民族也如此。"

怎么办呢？我的建议是多读书。

不过，生有涯而知无涯，读书也需要有自己的志趣、原则和方向。

既然偏见是基于习惯和经验的症候，那么打破习惯、重塑经验就是最有效的药方。

我们可以借鉴医学家的思路，像接种疫苗那样去阅读，让自己在可控的范围内低烈度地体验巴黎综合征带来的各种感觉，从而对文化冲击产生免疫力。

更重要的是，我们要向艺术家学习。艺术的精髓不是无中生有，而是将熟悉的世界陌生化。只要勤于思考，善用想象，阅读也可以像艺术一样，帮助我们用陌生化的方式摆脱因熟悉造成的偏见。

我希望《巴黎综合征》可以起到这两方面的作用。

是为序。

2021 年 4 月 29 日

于成都玉林

# 目录

## 辑一　信念与真相

## 辑二　记忆之谜

## 辑三　人之为人

辑一 | 信念与真相

# 为什么不杀光？因为他们和我们一样

　　很多学者都认为，自冷战以来，人类的暴力活动正在减少，世界迈入了一段名为"长和平"的时代。史蒂芬·平克也认为，千万年来人类暴力不断减少的趋势相当明显，迄今没有改变。那么，潘基文指责的集体暴力是这一趋势的例外，还是"长和平"结束的标志呢？这是我反复思考的问题。《为什么不杀光》一书有助于我理清思路。

　　丹尼尔·希罗（Daniel Chirot）和克拉克·麦考利（Clark McCauley）合著了这本书。谈到暴力，两位学者首先赞同平克的观点，将其视为一种受多重动机驱使的复杂的社会现象。他们认为，把崇尚暴力视为人类天性，或者将爱好和平视为人类天性，都是抓不住重点的刻板观念。在不同的情境中，基于不同的心理趋向，每个人会采取和解或暴力的行为，不同的集体亦然。因此，情境和心理比天性更关键。

情境因素有长短时段之分。与之相关的概念有系统、环境和场域。抛开它们的区别不谈，族群、宗教、阶级、国家、群体、文化和社会习性，可以看作长期的情境因素。这些因素在短期的或即时的条件影响下会发生不同程度的改变，从而把倾向暴力的个体或集体变为趋向和平，反之亦然。这也很像社会学家兰德尔·柯林斯（Randall Collins）的看法。他把暴力看作是围绕冲突目标，因应不同情境而生的，由恐惧、愤怒、激动等情感驱动的一系列路径。

换句话说，和平是人性，暴力也是。这一点看似老生常谈，却揭示了一个被我们忽略或回避的事实——大多数的暴力，尤其是集体屠杀，不是发生在敌我之间，而是发生在集体内部。故而，《为什么不杀光》的作者强调，政治动乱中平民百姓彼此大肆杀戮，不是集体屠杀的特例。这当然离不开权力当局的默许或鼓励，但其中最残酷、规模最庞大也最不分青红皂白的杀戮，往往发生在一个社会的内部，由其中的社会成员自行发动。

也就是说，要理解集体屠杀，很大程度上要从社会环境和社会心理两方面入手。《为什么不杀光》的思路正是如此，两位作者一个是社会学家，一个是心理学家，他们试图用一种历史社会学与社会心理学的复合视角，解答集体屠杀的起因。

作者们特别提到了扬·格罗斯(Jan T. Gross)的史学杰作《邻人》(*Neighbors*)。这本书所展示的,正是那个被人忽略或回避的事实:波兰城市耶德瓦布内(Jedwabne)的居民一半是犹太人,另一半是基督徒。二战期间,基督徒居民把他们的1600名犹太邻居几乎杀光了,无论男女老幼。在彼时的波兰,这绝非孤例。格罗斯认为,实际上如果不是那些"邻居"的参与,纳粹不可能把波兰全境的300万犹太人杀掉九成。

另一名历史学家指出,1965年至1966年的印尼大屠杀也是如此。由平民自行发动的大屠杀极其暴虐、极其血腥、极其狂乱,直到军队逐渐恢复秩序,把目标对准共产党人及其左派同情者,杀戮的规模和程度才有所缩减。

一些研究者想把注意力从集体屠杀的领导者、策划者和组织者转向普通人,看看他们在其中扮演什么样的角色,然而所获不多。原因是这些人的作为往往甚少被记录或不被关注。他们事后一旦逃脱了惩罚,就要么避而不谈,要么用受人蛊惑、遭人强迫、不了解状况等一堆说辞为自己开脱。这让我想起约书亚·奥本海默(Joshua Oppenheimer)拍摄的《杀戮演绎》和《沉默之像》,这两部优秀的纪录片完全可以和《为什么不杀光》相互参详。

对于集体屠杀的动机,《为什么不杀光》没有什么特别的看法。消灭——除掉妨碍自身目标的反对者;正义——自认受了欺侮要讨回公道;恐惧——你不杀他,他就杀你,先下手为强;净化——排除异己,维护种族、社会、国家和文化的纯洁;等等。但是,怀有这类动机并不意味着必然有这类行动。集体屠杀不是人类活动的常态,这说明现实中存在着某些不易更动的条件,约束着我们每个人。因此我们要追问的是,到底是什么样的情境使我们成为施害者,到底是哪些约束条件防止了我们的邻居或我们自己从普通人蜕变成杀人凶手。而这些条件,又是在什么情况下失效的。

《为什么不杀光》的特别之处在于,它有一部分成果是依靠视角转换来达成的。当研究者从惯常的客观视角转换为"杀人凶手"的主观视角,有一些重要的事实自然而然就呈现出来了。

譬如说从事暴力活动的人的心理。谈起拿破仑军队撤出莫斯科时遭哥萨克骑兵追杀的恐怖情景,连身经百战的克劳塞维茨都说自己差点儿被吓疯;纳粹头子希姆莱第一次目睹屠杀犹太人的场景时也脸色惨白,几欲呕吐。可见,那些大肆屠杀的行为背后,必然意味着某些日常心理机制被突破或遭到抑制和克服。

组织的力量是强大的,它能让胆小懦弱的人感受到集体的支持,变得有恃无恐。反复的训练和调教也很有用,可以让施暴者减少行动的顾虑。将杀人仪式化也是一种常见办法,军队经常这么干,这会让他们的暴力显得名正言顺。成吉思汗的军队平时举行的大规模围猎活动,帮助他们在战争中习惯残酷的屠城行动。纳粹屠杀犹太人往往驱使当地的乌克兰人、立陶宛人和拉脱维亚人动手,在此之前,他们给这些行刑人灌大量的酒,让他们在麻木中更加穷凶极恶。斯坦利·米尔格拉姆(Stanley Milgram)主持的服从权威的著名实验也能够说明,当情境因素被人刻意左右,一个人的是非原则将多么经不住考验。

如果说真实世界里的暴力呈现出人类恐惧、愤怒、认同、信念等情感的复杂交织,那么我们不得不承认,这些驱动情感的情境,尤其是短期即时的情境其实是容易安排的。也就是说,恐惧、愤怒、认同、信念等情感是容易受人拨弄和诱发的。手段实在太多了。当年一个信奉大日耳曼主义的德国作家就这样写道:"我凭上帝之名为了我的同胞而恨所有的法国人,我把这种恨教给我的儿子,我把它教给我的同胞的孩子。……我要尽毕生之力使鄙夷痛恨法国人在日耳曼心灵深处扎根。"

要防止普通人因心魔而成杀人魔,当然要阻断心魔的"生产链条"。而要切断链条,又需要在长期的情境因素上下功夫。制订冲突与和解的常规机制,用象征性的竞争替代实质性的暴力,设置冲突的门槛增加其代价和成本,培育注重个人权利的道德规范,借助商业贸易等力量增强彼此的理解,等等,都是常识性质的路径。鉴于这些路径也有失灵的时候,我认为,超越国家的国际体系应该有所发挥。《为什么不杀光》论及了这些解决之道,不过略显概括。

在这本书的结尾,作者写道:"为什么不能把他们全部杀掉?因为他们和我们是一样的。"我觉得作者的这番话只是一个美好的愿望。要把这个愿望变成事实,需要更多的思考与更多的行动。

# 只是一个疯子可不够

一桩家庭悲剧，一个自杀的明星，一起连环凶案的侦破，每隔一段时间，总有一些震惊的事实让我们的视线再次聚焦于精神障碍。无论这些疾患属于抑郁症、反社会人格缺陷，还是精神分裂。

在不少精神病学专家眼中，所谓精神障碍，在概念和内涵上都是精神疾患的同义词。然而，由于精神疾患或者说精神病一直遭受社会普遍污名和歧视，几乎没人愿意把躁郁症、自闭症或阿尔茨海默症跟精神病挂起钩来，故而精神障碍才成为一个越来越多地被提及的医学术语。不过有些专家不这么看。他们认为，只有当精神障碍对自身或他人造成了困扰，且这些困扰已经达到需要医学治疗的程度，它才能被恰当地称为精神病或精神疾患。

所以，就一般特征而言，世界卫生组织对精神障碍的定义相当模糊。他们的定义是:"存在不正常思维、情感、行为和与他人关系的某种组合。精神或行为障碍的特征是思维、情绪或行为出现紊乱,与文化信仰和规范不一致。在多数情况中,这些症状与痛苦和干扰个人功能联系在一起。"什么叫不正常?估计一千个人有一千种意见。至于紊乱和痛苦,那更是仁者见仁了。

著名的医学人类学家凯博文(Arthur Kleinman)在《柳叶刀》发文。他说当结发 46 年的妻子去世后,自己有一年多没从痛苦中走出来。"想到我的妻子,我很悲伤。面对空荡荡的家,我非常不安。我辗转反侧,睡不着觉。工作让我疲倦,集中不了精神。我吃不下饭,体重下降。这样的日子持续了好几个月,一年后我仍然感到痛苦,觉得自己的一部分已经随妻子而去。相信大多数人不会对我的这种心理状况感到奇怪。"然而,这种状况竟然被《精神疾病统计诊断手册》第五版(DSM - 5,有"精神病学的圣经"之誉)列为抑郁症,凯博文讥讽道,这哪里是诊断,简直就是"制造病人"。

然而我们切不可被凯博文的讥讽重新带回到福柯式的老路。很多时候,社会建构论或体制排斥论玩的是项庄舞剑。如今应该思考的是,现代文明给医学带来了一个真实的难题:如何区分痛苦与残酷?如果说文明意味着残酷之事越来越少,那么我们是不是想当然地以为,文明就等于消灭痛苦呢?

最近我读到一本小书——《崩溃边缘》,对上述疑问有了一些新的认识。

首先,作者丹尼尔·列托(Daniel Nettle)提醒我,健康的人与精神病患者的区分存在着模糊性,同样,精神疾患的分类也具有一定的模糊性。这种模糊的区分往往是操作性质的,只是为了便于识别和诊疗。之所以会这样,主要还是因为我们对大脑的认识仍然具有相当大的局限性。我们能够发现头部撞击或脑部炎症与器质性的精神疾患之间的因果关系,但尽管有了不少脑部扫描的手段和技术,我们对于功能性的精神病患与大脑的因果关系的了解仍然是间接的。我们可以通过仪器,看到脑的结构,看到脑的活动,但我们很难看见神经元之间的电化学交流——譬如神经突触的受体多少、神经递质的活动水平等。而这些看不到的事实很可能才是精神疾患的生理机制。

列托对精神疾患的看法与凯博文的讽刺形成了一种有趣的张力。他认为,那种不把精神疾患当作真正的疾病而看作偏离社会规范和价值信念的生活状态的观点,曾经在20世纪六七十年代伴随着解构主义的激情在知识阶层中流行。但是,越来越多的证据表明,至少那些严重的精神疾患,无论是精神分裂症还是情感性的精神障碍,在生物学意义上都是真实的。它们不是霍乱或鼠疫那样的东西,而更像高血压或类风湿关节炎,属于系统性的疾病,在正常的机能和故障的状态之间,既存在着连续性,又发生了明显的断裂。

在列托看来,德国作曲家舒曼(Robert Schumann)的故事无疑具有多重的启示性。舒曼20岁时才致力于音乐,开始学习钢琴。由于起步甚晚,他没日没夜地超强度训练,结果右手落下残疾,只好转向作曲。学琴期间他与钢琴教授的女儿克拉拉相恋,却遭对方父母的长期阻挠,甚至为此闹上了法庭。很长时间,舒曼在莱比锡教课,克拉拉被父亲困在柏林,两人只能书信往来。那个时期,深受打击的舒曼创作状态极差。他有时严重失眠,有时又昏睡不醒,全靠期待克拉拉到莱比锡相聚的念头勉力支持。然而到了1840年1月,他发现他俩的婚姻已经成为真正的可能,他的创作状态陡然进入井喷期。

从1月起,舒曼开始持续工作,先是钢琴奏鸣曲,接着是歌曲创作。全年他共创作了138首歌曲,平均两天半一首。由于当年4月他去柏林和克拉拉待了两周,准备9月份的婚礼,舒曼的创作激情达到了更高的境界。《海涅组歌》中的20首,他在一周内就完成了,平均一天两首半,其写作速度比熟练的曲谱誊写员还快。列托称之为"人类创造性历史上最为杰出的活动之一"。

这种创造的激情,在舒曼的一生中不断涌现。他曾在4天内写出一部交响乐,在46年的人生中,他写了51部管弦乐、320首歌曲、75部无伴奏合唱曲、300部钢琴曲、19部赞美诗。除此之谓,还有不少诗歌、散文、戏剧和歌剧。

然而与高亢的激情相对,舒曼曾经多次尝试自杀。与克拉拉的苦恋令他失眠沮丧,亲人的病逝令他悲痛欲绝。他被即将发疯的恐惧时时困扰,很多个清晨,醒来的克拉拉发现舒曼泪流满面。幻觉开始折磨他,他看见所有的旋律都离他而去,天使变成了恶魔,欲把他拖下地狱。他无法工作,感觉音乐像刀子一般割着自己的神经。终于有一天,他哭喊着冲出家门,跳进了莱茵河。他被一个渔民救起,随后被克拉拉送进了精神病院,再没有出来。

强迫症?躁狂?抑郁?双向情感障碍?从精神病学的角度,列托对舒曼的人生做了种种剖析。可是,我们该如何面对舒曼的惊人成就呢?难道我们只能重复那句似是而非的套话:天才与疯子只有一线之隔?

《崩溃边缘》的副标题"发疯、创造力和人类的天性"可能暗示了这一点。但是稍不留神,这种暗示就会成为噱头。现在的确有研究表明,基因上具有更高的精神分裂和双向情感障碍风险的人,更有可能从事创造性的职业,比如绘画、音乐、写作和舞蹈。但是,这种相关性究竟有多大,是值得怀疑的。就像作家伊萨克·阿西莫夫(Isaac Asimov)所说,成为一个有创造力的人不仅需要丰厚的知识背景,还需要一些特立独行的习惯,"只是一个疯子可不够"。

# 当一种美学理论诞生在神经科学的鸟巢里

　　科学发展这么快，岂能少了艺术家或艺术史家的参与或掺和？当年的印象派画家不但在取材上关注煤烟污染的天空、刚刚通电的街灯以及铁桥上飞驰而过的火车，在技法上他们也自诩为科学家，讲求客观，注重观察。到了新印象派时期，画家们更是以科学家为师，不仅研读物理学家的光学著述，还喊出了"科学计量"的口号。你看修拉（Georges Seurat）的名作《大碗岛的星期天下午》，画布上全是互不重叠的纯色的点，却能在观者眼中生成复杂的色调。那是因为修拉认真想过，"当人们的眼睛同时看到带有不同颜色的东西时，它们在构成上和色调上的变化统统都包含在颜色的对比之中"。再看有"现代艺术守护神"之称的杜尚（Marcel Duchamp），我想任何人要评价他的《下楼的裸女 2 号》，脑袋里冒出的第一个词绝不会是"美"，而更接近于科学——尽管杜尚本人表示他对科学满不在乎。

不过，艺术要打动人，始终都得诉诸情感。画家垂青科学，并非热爱知识，无非是想借更好的手段来触动人的感觉，调动人的情绪。因此，在相当长的时间里，包括视觉在内的感觉心理学就是画家心目中的科学，迄今没有多大变化。反倒是科学家的好奇心更强，他们沿着同一路径，从另一头持续掘进，试图打通科学与艺术间的阻隔。早在20世纪50年代，视觉神经通路的研究就颇有进展。到今天，视觉已经成为科学家研究得最为广泛的一种感觉，并且在深度上实现了从神经系统到神经元的切换。基于这一进步，1999年视神经科学家森马·泽基(Semir Zeki)迫不及待地提出了"神经美学"(neuroesthetics)的概念，宣称要用神经科学的方法研究审美的生理机制。

面对科学家的"入侵"，艺术领域有人坐不住了。英国视觉艺术教授约翰·奥尼恩斯(John Onians)创造了一个名为"神经元艺术史"(neuroarthistory)的新词，还推出了一本同名著作，来强调他们没有落伍。

奥尼恩斯说，早在20世纪80年代，他就已经在艺术评论里使用"神经学"之类的字眼了。到了1992年，当他再次关注这方面的问题时，并没有想到20世纪的最后10年会被人称为"脑的十年"(the decade of the brain)。言下之意，他作为一个艺术史家，比起大多数科学家的新锐程度，一点儿也不逊色。

他的这个说法我觉得有刷存在感之嫌。其实，在《神经元艺术史》这本书里，除了书名，95％的内容都与艺术神经科学（或者"神经元艺术"）无关。或者更准确地说，奥尼恩斯并没有说明，如何用神经科学的方法研究艺术。在《神经元艺术史》的导论部分，我看到了功能性核磁共振成像、镜像神经元、大脑可塑性等一系列术语，也看到了那些熟悉的名字，譬如丹尼尔·丹尼特、安东尼奥·达马西奥、约瑟夫·勒杜等，但我没有读到哪怕一章与艺术相关的内容——艺术家的创作活动、艺术观众的感觉和知觉机制，以及一件艺术作品如何被大脑接受或拒绝。

那么，《神经元艺术史》到底写了什么？奥尼恩斯谈的是，在西方历史上，哪些人想过或用过自然科学的进路来研究人类对美的主观感受。他列举了20多位对美学有贡献的西方思想家，引经据典，从柏拉图讲到康德，从孟德斯鸠论及贡布里希。这个方法谈不上多么新颖，但还算有趣。（让我纳闷的是，他竟然没有提到休谟！）譬如他谈到达芬奇、柏克、马克思等人对心灵白板论的一致反对，也论述了丹纳、费舍尔等人在视觉心理上的理解和尝试。可是，我觉得奥尼恩斯把亚里士多德"无条件地"推崇为"神经元艺术史的创立者"太过荒唐。亚里士多德或许说出了一些在现在看来依然正确的话,但这跟神经科学的关系离得太远了。要知道古希腊语中的"neura"本意是肌腱而非神经——不能因为信鸽准确无误地传递了书信,我们就认为它是iPhone的雏形。我甚至觉得奥尼恩斯所做的事情很像一个游客努力在大英博物馆中寻找某些类似手机的东西。

其实,就算是首倡神经美学的泽基,也未必真正弄清楚了神经元如何与艺术联结。我更认为,科学家惯有的还原论思维解决不了审美问题,一如我们不能通过了解水分子的结构来推断天气。泽基宣称"大多数画家都是神经科学家",这一含糊不清的讨好,完全不值得认真对待。

大脑的确复杂,艺术也不遑多让,它们的关系更加复杂,这一点不言而喻。事实上,除了视觉研究这一部分,大多数"神经美学"的课题都把重点放在神经病变与艺术风格的联系上。例如一位患有早期阿尔茨海默症的画家在画风上的变化,或者帕金森氏症患者如何处理线条和色彩,等等。显然,这样的研究,并非基于直接的因果,而是基于推论和猜测。

我就认识这样一位国画家,他以画人物闻名全国。数年前他被查出脑瘤,做了开颅手术。之后他告诉我,他发现自己在说话和写作时几乎完全没有了形容词,甚至有些不能理解什么叫修辞。他的画，风格也完全不一样了。以前他笔下的人物纤秀，有南国气质，却又稍嫌俗丽。现在他却画了不少奇山怪石，笔法粗犷笨拙。不久前在网上看到他的近作，人物画又多了，但狂野如故。

即便不是基于推测，即便人们已经正确地认识到视觉成像依靠大脑中好几个独立区域以及它们之间的合作，泽基依然公开承认，神经美学"并未对艺术理论或美学理论造成重大的影响"。那么，奥尼恩斯的神经元艺术史前途如何呢？表面上看，当一个新的概念被人创造出来，它的生死往往取决于它的重复频率，而实际情况则未必。目力所及，神经元经济学、社会神经科学、神经管理学、神经营销学……它们就像挤成一团的雏鸟，等着神经科学为它们带来知识的食物，而神经元艺术史和神经美学也在这同一个鸟巢里。哪些会夭折，哪些能活下来？走着瞧吧。

# 古代法官的传奇与幻梦

　　弗朗西斯·福山说,一种良好的政治秩序有赖于三大要素,它们分别是国家、法治和负责制政府。以此来衡量中国的历史会很有意思。在福山看来,中国是政治的早熟者,早在两千多年前就已经成为符合马克斯·韦伯定义的现代国家,有统一的中央行政机构,有完整的官僚任用制度,对广大疆域以及众多人口施行非人格化的管理,因而堪称"国家形成的范本"。

　　然而良序的另外两个要素:法治和负责制政府,在中国的历史中一向是稀缺之物。所谓负责制政府,意味着统治者要对治下的民众担起责任,并把他们的利益置于自身利益之上,这实在太难为君主了。儒家传统的一大功能就是通过教育的方式,促使统治者在官僚士大夫的辅佐下,接受经邦纬国的训练,感受自身对民众的责任。但由于这不是正式的制度,也没有程序上的限制,因而将其称为道德负责制仍属勉强——它让中国总是陷入好皇帝与坏皇帝的循环更迭,摆脱不了"一治一乱"的历史宿命。实际上,中国传统政治中唯一正式的负责制是向上而非向下的,下层官吏对上级负责,上级官僚对皇上负责,民众的利益从未真正得到关心。

真正的负责制必须制度化、程序化,这就牵涉出另一个要素——法治。然而与责任制相比,中国的法治就更加缥缈,甚至无从谈起。如果有人用法家思想来争辩法治的有无,那他就错得太离谱了。法治的基本含义是,无人可以凌驾于法律之上,国王或皇帝也得受其约束,不可随心所欲。而中国的法家思想恰恰相反,除了君主,法家不承认任何权威和规范,更不用说什么法治了。他们心目中的法律,只反映统治者的意志,而非社会的道德共识。这样的法律,分明就是命令。

西方人将司法权与行政权分开,从制度上落实法治的想法,这在实行 2000 多年帝制的中国始终没有产生过。学者卢建荣说得没错,"一部中国人权史就是一部政治凌驾司法的历史"。这句话出自《铁面急先锋》一书的自序。矛盾的是,卢建荣写此书的目的,却是要从欠缺法治架构的中国历史中,找出"以个人力量创造司法独立"的法官个例,这岂不是鸡蛋里挑骨头？

虽然稀少，"骨头"还真有。由于没有制度保障，法官的骨头还很硬，不怕贬谪、流放、杀头，再大的风险都敢担；另一方面，面对巨大的风险，他们在法律素养上对自己要求很高，绝不逞一时之愚勇。卢建荣说，这就叫智勇双全。想想也是，若非如此，他们不可能在毫无希望的政治格局里创造正义的奇迹。

《铁面急先锋》主要聚焦武周时期，也兼顾公元514—755年间的一批司法者，特别是担任过司刑寺丞、侍御史、大理少卿等职的徐有功，以及先后的同行狄仁杰、苏珦、张行岌等人。之所以将重点放在那段时期，我想除了作者专攻隋唐史的缘故，还因为武则天当政之时，政治压倒法律的固有局面出现了微妙的变化。

武媚自高宗晚年摄政以来，废中宗李显，立四子李旦为帝，临朝称制，自专朝政，最终于公元691年正式称帝，一路上刀光剑影，凶险无比。她担心政权的合法性太低，统治的基础不牢，所以重用酷吏，欲借司法消灭政敌。可是，出于同样的理由，她又不得不在一定程度上容忍司法的独立性，否则无法彰显出自己的公平与高明。这一矛盾，既培植出周兴、侯思止、来俊臣等一干构陷无辜的奸徒，也造就了狄仁杰、徐有功、杜景俭等一批伸张正义的司法者。中间的角力斗争,相当精彩,以至于当时便有"遇来(俊臣)侯(思止)必死,遇徐(有功)杜(景俭)必生"的民谚。

徐有功是《铁面急先锋》着墨最多的法官。当多起针对武则天的叛乱被官军敉平,政治整肃接连展开,各种冤假错案牵连千百无辜,徐有功敢于当庭抗辩,挽救了不少人的性命。好几次,他与武则天面对面交锋,为被诬之人洗刷罪名。很多连坐的家属,被判发配流放,也因徐有功据理力争,最终让武则天不得不"以有功所议断放",得以无罪开释。这样的情况,多达三百余例,他也因此惹火烧身,几度被来俊臣之类的同僚诬陷,遭到过贬职与流放,甚至还被判过死刑。

为什么在酷吏横行、一派肃杀的政治环境中,还有徐有功这样的人?卢建荣对此的解释是本书最有新意的部分。除了武则天对司法独立的些许容忍,他认为还有几个原因值得重视。比如北齐以降、以迄隋唐之际的教育传统,包括官学、私学,都把法律知识的传承当作重点,从而培养了大批熟悉成文法典的法学人才,也孕育了具有法条主义性质的新传统。卢建荣将这百年来的历史过程称为扬弃习惯法、走向成文法的"造律运动"。

伴随着这一历史过程,司法文化逐渐成为世俗观念的一部分。"冥判"信仰的流行,就是明证。徐有功指责来俊臣的时候说:"俊臣乖明主再生之赐,亏圣人恩德之道。"这种典型的宗教论说,背后就有冥判信仰的支撑。

所谓冥判,也即阴间审判。这一观念产生于先秦,到了隋唐,因佛道昌盛而基本定型。"生前作恶,死后受惩",是为冥报。推而广之,法官生前断案不公、草菅人命,到了阴曹地府更会遭到阎王的严惩,这一信仰对法官的行为有很强的约束力。事实上,就在徐有功等人秉公执法之时,大谈司法工作伦理的书籍《冥报记》《冥报拾遗记》和《法苑珠林》广为流行。其中第一本书的作者正是唐太宗时期担任过大理寺、刑部和御史台首长的法官唐临。

可是,为什么有法律知识和冥报信仰的支持,"智勇双全"的法官们却并没有创造出一个真正的法治传统呢? 答案很明显,正是因为"家天下"的缘故。皇权越强大,法律越虚弱。卢建荣也承认,再厉害的铁面急先锋,碰见李世民无不败下阵来。北魏掌权的胡灵太后将三名抗争的法官罢免罚薪之后,还以皇帝诏书的形式宣示,古代皇家私设刑堂监狱本属应该,而今交给司法机构处理只是为了方便。偏偏尔等拘泥法界之一般做法,乱攀法理,不计利害,这样的作风活该受此处分。(《魏书·刑法志》)可见,当统治者的利益永远高于众人的利益,法治就是幻梦。

# 精英的反叛与大众的反叛

"美国的民主还有没有前途？相信很多人都在问自己同样的问题。"这话很像特朗普胜选之后专栏作家的笔调，而实际上它出自20世纪90年代美国历史学家克里斯托弗·拉什(Christopher Lasch)之口。

当美国总统乔治·布什在超市收银台前被第一次见到的条码扫描器吓到，拉什就从他惊讶的表情里看到了真相。他觉得老布什的表情简直就是一道闪电，照亮了美国精英与普罗大众的巨大鸿沟。事实摆在眼前，制造业的萎缩、失业率的上升、中产阶级的没落、城市的衰败等，一系列棘手的问题无人解决，而本该担负责任的特权阶层却危险地脱离了现实环境，把政治变成了矫揉造作、不切实际的游戏。

美国的媒体问题也很大，他们依附于特权阶层，对公众的辨识力始终抱有成见。譬如现代新闻业的先驱之一李普曼(Walter Lippmann)就认为,公众这个概念本身就大可怀疑,他们的声音有如纤弱的芦苇,他们的意见源于情绪而非理性,他们是"剧场后排的聋哑观众",甚至就像幻影,仅仅存在于那些多愁善感的民主人士心中。这种看法强化了媒体精英的傲慢意识,他们用大量的信息淹没社会,却把大多数美国人隔绝在真正的政治辩论之外。

那么知识阶层呢?拉什对他们的批判也很严厉。在大学校园,为了让黑人研究、同性恋研究、女性研究、族裔研究等"另类"研究赢得生存空间,左翼学术精英对主流世界观发起猛攻。他们不断对公众强调,所谓知识,不过是权力的别名而已,进而把一切人类的进步都意识形态化。照此逻辑,只需把政治立场不同的人贴上白人种族主义者、西方中心论者、性别歧视、恐同症等标签,使之成为政治嫌疑犯,就不再需要理性的辩论了。另一方面,右翼知识精英则过度强调知识的确定性,用更加保守和极端的态度来维护固有秩序。他们不厌其烦地引用叶芝的诗句,"万物瓦解,中心难存;泛滥世界,仅存混沌",以此来限制乃至恐吓公众。其结果是,"多元化"完全变味成了一个诱人的口号。实际情况则是,社会中的每个群体都成了合法的教条主义者,彼此都沉浸在怀有敌意的、无法用理性讨论的信念之中。

校园之外的情况如果谈不上更糟糕,那也好不了多少。

从营销到金融，从艺术到娱乐，新型的知识精英们越来越依赖网络，以团队合作的方式聚集在剑桥、硅谷、好莱坞等"专业化的地理区域"，形成了一个个基本上由同行构成的社群，跟普通民众的生活没有多少交集。更不用说那些居于顶层的权贵们，他们完全脱离了公共生活，把孩子送进私立学校，随时有保镖跟随，不必为不需要的公共支出付费，甚至不再认为自己是美国人。他们理直气壮地为全球化辩护，张口闭口都是环太平洋经济区域或大西洋世界的跨国界金融流动，丝毫不顾及在这一过程中变得越来越穷的产业工人，以及越来越焦虑的中产阶级。

拉什的批判，在今天显得更尖锐，也更贴切。不信？翻翻最近两年的新闻网页就明白了。在那些网页中，特朗普是一个笑柄，一个大嘴巴的无脑富豪、种族主义者、男权至上者，他的支持者有一半被希拉里指为"无耻之徒"。希拉里也好不到哪儿去，不仅被特朗普骂成泼妇，还被说成是一个骗子，撒谎成性，毫无原则，黑幕重重。有人把此次大选中的相互攻击看作美国社会撕裂的表征，但显然这种看法太流于表面了，其说服力远不及拉什。就像拉什的著作《精英的反叛》所明示的那样，社会的分裂肇始于精英对民众的忽视乃至贬抑。精英远离了民众，分化了民众，蒙蔽了民众。他们的褊狭导致了民众的褊狭。

怎么办？拉什提醒读者注意约翰·杜威的观点。与李普曼认为民众注定无知的立场相对立,杜威认为,民主应该基于责任,基于人们"心理和性格的稳定与平衡的发展"。只有当每个政治上平等的个体被公平而广泛地赋予责任,民主才会有效地运转。

然而要培育政治责任并不容易。良好的政治判断力、清晰中肯的讨论能力以及甘愿承担后果的决策能力,每一样都不可能一蹴而就,每一样被毁损了都不容易立刻恢复。拉什写《精英的反叛》的灵感来自西班牙哲学家奥尔特加·加塞特(Ortega Gasset)。后者在 20 世纪 30 年代初写下《大众的反叛》一书。他注意并预言到了第一次世界大战结束后,"大众时代"对社会和政治带来的巨大冲击和可怕后果——无知无畏的民众放弃了责任,随波逐流地把权力托付给野心勃勃的狂人,给法西斯主义的肆虐敞开了大门。

在我看来,此次美国大选,拉什和加塞特各自对了一半,前半部分是精英的反叛,最终是大众反叛的结果。这两个趋势相互牵制,交替发生。不过归根结底,还是责任的丧失。精英放弃了责任,民众也一样。没有责任的政治,注定趋于瘫痪,走向衰败。

希望这不会构成某种近乎宿命的钟摆一般的轨迹。

# 走一条让讣告作家为难的人生之路

柏林墙倒塌后,正在柏林访问的赫希曼(Albert Otto Hirschman)接受了一次手术。刚从麻醉中苏醒,他就跟人开起了玩笑。他问医生:"香蕉为什么是弯的?"医生耸耸肩,不知道如何回答。他说:"因为没人去丛林里干涉它,把它掰直。"

笑话太冷,没几个人能懂。至于香蕉的意蕴,估计赫希曼本人也未曾细想。那个"香蕉共和国"已经离他越来越远了。从普林斯顿高等研究院退休后,他就再没去过哥伦比亚,尽管那里是他为发展经济学奠定基础的地方。

正是因为哥伦比亚,香蕉才成为赫希曼喜欢的一个隐喻。1952年,时任哥伦比亚政府经济顾问的赫希曼被一个漫画家朋友画到了香蕉树上。画面上,赫希曼坐在蕉叶上,只穿了一条短裤,光着上身,翘着二郎腿,严肃地盯着手上拿着的生产计划。计划中画着一只大香蕉，还有细密的数字表格。树下，他的妻子和两个女儿正在收摘果实，背景是地球的半个圆弧。赫希曼把这幅漫画做成了圣诞贺卡，寄赠给世界各地的朋友。贺卡的下方有手写的标题："香蕉是很好的食物。今天我们吃它，明天我们来计划。"

这当然是一种精妙的反讽，只有那些熟悉赫希曼风格的朋友才能领略得到。如果说香蕉意味着复杂对简化的嘲弄，那么从某种意义上讲，赫希曼的人生也是如此。毕其一生，他都在揭示"计划"的荒诞与失真。同时他呼吁人们正视真实世界的复杂性与不确定性，并从中提炼行动者所需的希望，以此来质疑和对抗那些妨碍进步的僵化的观念——无论它们是保守主义、理性主义、目的论还是别的什么宏大观念。他甚至创造了一个术语"可能主义"（possibilism）来形容自己倡导的这种积极的态度，一如克尔凯郭尔（S. Kierkegaard）所言，"快乐可能会令人失望，但是可能性永远不会"。

赫希曼之所以新创"可能主义"一词，也是要跟天真浪漫的进步主义划清界限。在他看来，一个可能主义者（possibilist）或许在行动上会具有堂吉诃德的某些气质，但他的思维方式更偏向于哈姆雷特。更进一步讲，可能主义者是对赫希曼自身的刻画，也是对某一类行动者的定义。

这样的人始终保持对真实世界的高度敏感，有强烈的务实精神，却从不把确定性当作思考和行动的先决条件。历史学家杰里米·阿德尔曼（Jeremy Adelman）准确地抓住了可能主义者的精神内核，他将赫希曼的传记题为"入世哲学家——阿尔伯特·赫希曼的奥德赛之旅"，说明了这一点。

赫希曼的奥德赛之旅实在太丰富、太传奇。他1915年出生于德国柏林的一个犹太中产家庭，青年时期投身战场，成为首批参加西班牙内战的国际战士。二战期间，他先是法国军队的士兵，后来从事地下活动，营救过夏加尔、杜尚、阿伦特、本雅明、亨利希·曼、布勒东、林飞龙等一大批名人。为躲避追捕，他逃亡美国，之后再度从军，打回欧洲。

战争期间赫希曼还继续学习经济学，发明了著名的基尼系数，写出了首部著作《国家实力与世界贸易的结构》。退役后他进入联邦储备委员会，为马歇尔计划出谋划策，是复兴欧洲的幕后高参。之后他出任哥伦比亚政府的经济顾问，并在那里工作数年。1956年他成为大学教授，凭借《经济发展战略》一举成为发展经济学的奠基者之一。1963年，他出版了另一部轰动之作《迈向进步之旅》。在这本书中，他"高举实证的火把，近距离地、尽可能细致地考察了拉丁美洲政策问题的历史"。在他的影响下，拉丁美洲迈入了一段颇有希望的改革历程，其中一位改革者还当上了哥伦比亚的总统,他因此被人揶揄为"改革贩子"。事实上,赫希曼的思想对中国20世纪80年代以来改革进程的影响也是显而易见的。

进入70年代,发展经济学渐渐淡出赫希曼的视野,他把眼光投向更深刻的现代性问题,尤其针对现代学术的弊病。在他看来,当现代社会的危机越来越深重时,学者的眼光却被日趋专门化的学科分类分割成了碎片,根本无法应对现实。因此社会科学诸领域不仅要加强合作,还有必要促进彼此间的交叉与融合。有可能的话,经济学、政治学、社会学和伦理学,还有其他社会学科,应该成为统一的科学,从而更好地为人类服务。他引用法国诗人保罗·瓦莱里(Paul Valery)的格言提醒同行们:"一切过于简单的都不真实;一切过于复杂的皆归无用。"

赫希曼的名著《退出、呼吁与忠诚》完美地展示了何谓统一的社会科学。全书仅有97页,比一篇论文长不了多少,却字字珠玑、意蕴隽永,堪称传世杰作。经济学界将这本书誉为新政治经济学的宣言。政治学家指出,赫希曼对"呼吁"的分析对政治学研究具有非常重大的意义。政治哲学家的反响也非常热烈,他们还组织了专题讨论会,把赫希曼比作社会科学家中的摇滚巨星。

不少诺贝尔经济学奖获得者为赫希曼没有获奖而抱

怨,并把他与无缘诺贝尔文学奖的博尔赫斯相提并论。年轻学者们觉得赫希曼是最接近"思想之神"的知识分子。人类学家克利福德·格尔茨(Clifford Geertz)对他的评价更加热烈。他说:"除了阿尔伯特,从来没有任何一个学术上的朋友如此理解我,让我如此崇拜。也从来没有任何一个人能够对我产生如此大的影响,无论是在个人生活中,还是在学术研究方面。古希腊人会把我们这种关系称为爱。只不过我们现在已经不能再这样说了。"

在一次颁奖仪式上,主持人向听众介绍了赫希曼早年生活中的一些鲜为人知的细节,尤其强调了赫希曼在马赛拯救众多艺术家和学者的经历,并把他称为"当代英雄"。而我更愿意把他称为"神秘博士",因为谦逊的他很喜欢让自己隐没在神秘的时光之中。就像他在一篇笔记里写的那样,有些人的一生有一个毕生一致的崇高使命,这个使命就足以概括他们的一生。"可是,我们为什么要走一条让讣告作家写起讣告来非常容易的人生之路呢?"

《入世哲学家》只是关于阿尔伯特·赫希曼的第一部传记。可想而知,关于这位当代英雄或神秘博士的探索之路才刚刚起步。

# 请将你的道德感切换至手动模式

要形容今天这个"地球村"一般的世界,再没有哪个词比"部落化"更准确了。有意思的是,这两个概念都是思想家麦克卢汉(Marshall McLuhan)发明的。

麦克卢汉是媒介理论的大师,他认为媒介对人的影响远大于内容,并坚信是前者而非后者约束着人们的思维、行为以及组织方式,故而他说了一句很有名的话:"媒介即人的延伸。"照他的逻辑,没有广播,就没有希特勒;没有电视,就没有肯尼迪。这种意见看似极端,却不无道理。事实上,假如有人说,没有推特和脸书,就没有特朗普,我想逻辑也是成立的。

这还不是重点。麦克卢汉的深刻之处在于,他以媒介类型变化为标准,对人类社会发展形态进行了分期。早期的人类以听觉为基础,借助口头媒介进行交流,是为部落化时期;随着文字的发明和印刷术的进步,人类进入以视觉为基础的媒介时代,交流扩大,社会扩展,是为非部落化时期;当广播、电视和网络出现,人类又进入了一个需要调动全部注意力予以应和的电力媒介时代。在这样的世界里,信息流通无远弗届,地球宛如村庄,个人与社会的信念和利益趋向一致,麦克卢汉说,是为重新部落化时期。

不过,深刻的麦克卢汉对重新部落化的描述显然错了。地球村不是任何一个村庄的同义词,现在的部落化也不是过去的简单重复。如果说以前的部落社会受限于口头媒介,那么现在重新部落化的缘由有多重。媒介固然重要,而人类心智本身也是一大约束。当我们用一颗颗石器时代已经装配好的大脑去应对"电力媒介时代",最省事、最节能的法子就是聚焦关注范围、强化自身信念,以"信息茧房"(information cocoons)的形式组成观点相似、态度激进、高度自信、不容异己的极端群体——这才是重新部落化的真相。

从这个角度看,现实世界里小众之间的对立、国家之间的对立、联盟之间的对立,都可以看作重新部落化的过程或后果。要认清这一真相,不妨读一读心理学家约书亚·格林(Joshua Greene)的《道德部落》。格林认为,在群体层面上,存在着一种古老而朴素的利己主义思想,即"部落主义"。它的主要表现形式是，人们不仅区分"我们"和"他们"，更会优先考虑"我们"而非"他们"。

部落主义不单是群体形成的心理基础，也是群体间相互敌视、难以合作的主要原因，尤其是内部高度一致的群体，它们行事偏激，更容易引发冲突。《道德部落》里有不少这方面的例子，其中一个是历史学家费斯切尔（D. H. Fischer）提供的。他发现美国南方的民众"一直有力地支持每一场美国对外战争，至于开战原因和交战对象并不重要"。即便民主共和两党轮流执政，政治倾向发生巨大转变，南方民众支持战争的立场也从未改变，完全超越了党派的界限。他们反对罗斯福新政，但支持罗斯福在二战中的所有军事举措。同样，他们反对过约翰逊、卡特和奥巴马的国内政策，可一旦涉及对外用兵，他们就都十分积极，哪怕这些战争的目的多半自相矛盾。费斯切尔把这种奇怪的现象归因于一种特有的混杂着"南方的尊严观与道德观"的思维模式。不过说到底，还是部落主义在起作用：当高度强调尊严的"我们"受到"他们"的冒犯或侮辱，坚决反击是唯一正确的选择。

心理学家丹·卡汉（Dan Kahan）在研究美国民众对全球气候变化的态度时也有类似的发现。传统观念认为，那些对气候变化持怀疑态度的人通常教育水平不高，而相信全球气候变化将带来巨大风险的人则具有更高的科学素养，擅长批判性思维。但是卡汉的研究表明，这样的看法并不对。教育水平、科学素养和反思能力都不是重点，关键在于文化观念。卡汉是这么表述的："普通民众相信或怀疑有争议问题的科学信息主要取决于这些信息是增强了还是削弱了他们与其他人的关系。"这就是为什么共和党人不相信全球气候变暖的比例远高于民主党人——前者的教育水平和科学素养未必很低，但他们比后者更像忠诚的部落主义者。特朗普和马斯克(Elon Musk)同是毕业于沃顿商学院的商界精英，一个反对《巴黎协定》，一个强烈支持。为什么？因为特朗普比马斯克更需要赢得部落主义者的心。

正如面临危险的《巴黎协定》所昭示的，不少悲剧皆因部落化而起。全球性的灾难不会因为"我们"拒绝承认就不会落在自己头上。更要命的是，"我们"的拒绝还会加重"他们"的负担，最后大家一起倒霉。怎么办？

"部落"之间相互冲突的困境，格林称之为"常识道德悲剧"。显然，要避免此类悲剧，需要寻找一种类似于通用货币的东西，在这个基础上大家彼此沟通、相互理解，从而使世界"重新非部落化"，达致普遍而有意义的合作。

这样的通用货币存在吗？格林认为是有的。不是直觉或情感，它们虽是人性中普遍的特征，但不同的社会对这些特征的含义和作用各有一套理解方式；也不是公平或正义，因为它们的倾向性显而易见，不少例证都表明，与努力寻求公正的人相比，追求利益的人更容易与人合作、寻求共赢；那么，"事实"呢，它是通用货币吗？也不是。当事实不如人们想象的那样明确，人们就会选择相信符合自身利益的那些事实。

看起来，利益或许更可靠一些。问题在于：利益到底是什么？是物质财富还是经济效益？如果 GDP 高速增长，大家却过得水深火热，这样的利益有什么意义？除非它们能为人们带来幸福。

照此看来，幸福才是最重要的因素。那么，有没有一套关于幸福的理论，可以把幸福打造成通用货币？有。格林认为，"幸福最重要"加上"应当尽量扩大幸福的结果"，这两点结合起来就能支撑起一套理论，即功利主义。而它就是道德的通用货币，就是群体间合作的"元道德"。

可是功利主义的名声实在勉强，尤其在严肃的哲学家那里更不受待见，这让《道德部落》的很大篇幅都像在辩诬。格林承认，所有的麻烦都始于功利主义这个糟糕的名字，它"过分强调了世俗的功利性"，如果用幸福取代功利二字，事情就好办多了。而对于格林来说，幸福比功利也容易解释得多——因为他是一位受过神经科学与道德哲学双重训练的心理学家。他将幸福比作物理学里的希格斯玻色子,是"为其他价值观赋予价值的价值观"。

幸好格林不大使用如此艰深的比喻,《道德部落》的大部分章节都平易生动,适合所有关心合作的读者。然而功利主义的麻烦显然不止糟糕的名字,它在实践中很多时候都与我们的道德直觉相违背。用起来不顺手的功利主义担得起通用货币的功能吗?在这方面格林花了不少力气。

丹尼尔·卡尼曼(Daniel Kahneman)将人类的思维分为快慢两套系统,从中得到灵感的格林认为,大脑的道德判断也有快慢两套机制,就像相机,有傻瓜模式,也有手动模式。人类传统的道德观主要是为了解决部落内部的合作问题而存在的,它们构成了傻瓜模式的大部分内容。然而,为促进部落间合作应运而生的现代道德观并不预存在我们的大脑里。相反,要运用它们,我们需要手动模式的帮助。在这个时候,功利主义相当有用。

说时容易做时难。如何才能在傻瓜模式与手动模式之间自如切换呢?格林的建议是,按照他给出的6条规则,争取成为一名"深度实用主义者"。它们分别是:

(1)面对道德争议,可以向道德直觉问策,但不要完全照办;

(2)权利不是好的论据,但能终止辩论;

（3）注重事实,对自己和他人提出同样的要求;

（4）警惕带有偏见的公平;

（5）使用通用货币;

（6）最后一条规则只有两个字,但我觉得格林应该另写一本书来解释,那就是"给予"。

# 大脑、选择与枪支

美国德克萨斯大学奥斯汀分校发生过一起离奇的失窃案。警方接到学校的报案,称该校心理学系保存在地下室的100个人脑标本被人盗走了。负责保管的两位教授表示,没有外部入侵的痕迹,极有可能是学生们顺手牵羊,拿它们做寝室的摆设,或者用于万圣节的恶作剧。但很快学校就发布声明说,经初步调查,那些登记造册的脑标本早在12年前就因"情况欠佳,不适宜教研之用"而被销毁。准确而言,就是被环卫工人扔了。

一个重要的大脑就此消失,它原本属于查尔斯·惠特曼(Charles J. Whitman)。惠特曼既是这所学校的学生,也是这所学校的煞星。1966年8月1日清晨,这位工程系学生携带着来复枪、霰弹枪、手枪和大量弹药,走进奥斯汀分校,乘电梯到了俯瞰校园的钟楼楼顶。在那里,他先是用枪托砸死了一个接待员，然后射杀了来高处观光的两个家庭的成员。接着，他又爬了三层楼梯，来到28层的瞭望台上，开始随意射击地面上的行人。他击中的第一个目标是一名孕妇，当周围的人跑过来帮忙，他又向他们开枪，子弹射向路人，也射向赶来救人的救护车司机。

接到消息后全城的警察都奔赴校园，奈何惠特曼的选点高远，火力强劲，连直升机都难以靠近。几个小时后，一位熟悉塔楼配置的市民和两名警察才设法潜上顶楼，包围了惠特曼，并最终击毙了他。校园内共有13人被射杀，33人受伤，惠特曼也因他的无差别杀人行为被称为美国历史上首位"纵欲杀手"（Spree Killer）。

警察到惠特曼家中搜查时发现了更为残酷的事实：枪案之前，惠特曼先杀死了自己的母亲，又刺死了熟睡中的妻子。

这个人彻底疯了吗？看起来是的。这位智商138的鹰级童子军（Eagle Scout，美国最高级别的童军，终身称号）成员，奥斯汀第五童子军团队长，前海军陆战队的神射手，在枪案的前一天晚上用打字机写下了如下遗言：

"这些天我完全无法理解自己。在众人眼里我是一个理性而且聪明的年轻人。然而最近，我不记得从什么时候开始，我深受各种奇怪而不理性的想法折磨。"

在杀了母亲和妻子之后,他又继续手写遗书:"今晚我想了很久决定杀死我的妻子凯西……我深爱着她,她是所有男人都梦寐以求的好妻子。我想不出有任何理由要这么做……我猜我可能残忍地杀死了两个我所爱的人。我就是忍不住想做一件痛快彻底的事情……如果我的人身保险能得到赔付,请将我的欠债还清……剩下的匿名捐给一家精神健康基金。也许通过研究能避免今后再发生这种悲剧。"

几个月前的日记也透露出惠特曼的困惑。他去见了医生,想让对方明白自己的大脑可能出了问题,以至于无法抑制暴力的冲动。谈了大约两个小时,却没什么结果。最终法医证实了他的猜测。经尸体解剖发现,惠特曼的颅内有一枚直径约硬币大小的恶性胶质瘤。肿瘤长在丘脑下方,并侵入下丘脑,压迫着1/3的杏仁核。而杏仁核受损的人,会出现严重的社会情感障碍,例如缺乏恐惧感、感情迟钝或反应失当等。

在惠特曼的行为与肿瘤之间,存在直接的因果关系吗?没人保证。一部分专家认为可以,而另一些专家不以为然。这涉及令人烦恼的自由意志问题:当一个人按自己的意愿做出决定,我们就认为这个人有选择的能力,应该为自己的行为承担责任。反之,如果这个人因心智不全或失常导致行为过错,我们就认为他没有选择的能力,因而不用为此负责。可是,谁能说明白,自由意志在哪儿,又是如何与神经元相互作用产生选择的呢?哲学家说不清,科学家也没找到办法。

让我们再看看另一个案例,看看23岁的加拿大人肯尼斯·帕克斯(Kenneth Parks)做了什么。1887年5月,帕克斯因滥赌挪用公款被公司解雇,想跟岳父母商量借钱。岳父母跟他关系不错,很爱刚出生没多久的外孙女,还称帕克斯是"温顺的巨人"。在他们约定见面的前一天晚上,在沙发上看电视的帕克斯先是睡着了,半夜却爬起来,驱车23公里闯入岳父母家,用刀捅死了岳母,还差点勒死与之搏斗的岳父。被捕后的帕克斯对警察表示,他一点儿也不记得发生了什么事。此后一年,无论怎么审问,他的说辞都是如此。辩护律师认为,他是梦游杀人,无须承担刑责。

在法庭听证会上,心理学家罗莎琳德·卡特莱特(Rosalind D. Cartwright)和精神病医生罗纳德·比林斯(Ronald Billings)提供了一系列证据来证明帕克斯患有异态睡眠(parasomnias)障碍,大脑无法顺畅地在睡和醒之间无缝转换,因而严重到足以产生不由自主的梦游行为。例如,帕克斯的祖父曾在梦游中起床下厨,做好了不吃又接着睡觉,而他的好几名男性亲属都有起夜无法清醒尿到裤子的问题。更重要的是,脑电图显示,帕克斯的大脑在从深度睡眠阶段切换到清醒状态时的确很困难，一晚上他的大脑会艰难地尝试 10 到 20 次。总之，他们认为，帕克斯行凶时正在梦游，不具备自由意志。

尽管很多人都在大喊"骗子"，1988 年 5 月 25 日，多伦多的陪审团还是宣布帕克斯无罪。

在《隐藏的自我》一书的大部分篇章里，神经科学家大卫·伊格曼（David Eagleman）都在质疑自由意志。他强调，人类的绝大多数行为，无论简单或复杂，都不需要自由意志这一假设，而是自动化程序的结果。在我看来，这一见解几乎正在成为神经科学的主流。不同的是，伊格曼对这一见解的应用更加激进——他想以此挑战基于自由意志的司法制度。他的想法显然有违于普通民众的直觉和正义观，但我觉得他颇有勇气。

遗憾的是，惠特曼的大脑再也无法为这一思考做出贡献了。对了，还有一件事也值得一记：在惠特曼滥杀无辜整整 50 年后，2016 年，同样在 8 月 1 日，根据德克萨斯州法律，包括德克萨斯大学奥斯汀分校在内，所有公立学校都正式允许学生在校园里"隐蔽持枪"了。

# 生死概率

　　每出现一只"黑天鹅"，就会有一个"预言帝"被人发掘出来。这一次扮演预言帝的，是 2007 年去世的哲学家理查德·罗蒂(Richard Rorty)。美国大选后的第三天，罗蒂在 1998 年出版的著作《筑就我们的国家》里的三段原文就被人贴到了推特上，似乎字字句句都准确预言了今天。

　　罗蒂的三段话是这样的：

　　　　工会成员和没有组织起来的非技术熟练工人迟早会意识到他们的政府根本没有采取任何措施防止工资下降或工作机会外流。与此同时，他们可能会意识到，郊区的白领不会愿意多交税来为他人提供社会福利，因为他们非常担心自己的生活水平下降。

　　　　这时候就会出现社会危机。这些生活在底层的选民就会认为,这个制度已经失败,并开始四处寻找一个强人(strongman)来投票支持他——这个人会信誓旦旦地向他们保证,一旦他当选,那些自命不凡的官僚、花言巧语的律师、收入过高的证券商以及宣扬后现代主义的教授们将不再是热点人物。

(到时候)很可能,黑人、拉美裔美国人和同性恋者在过去40年里取得的所有权益将丧失殆尽。嘲讽女性的现象将重新抬头……没有受过多少教育的美国人对指手画脚的精英们的愤恨也将找到一个发泄的机会。

三段引文迅速被推友们转发了数千次,连《纽约时报》都发表了题为"理查德·罗蒂1998年的著作预言了2016年大选结果"的文章,把向来争议不断的哲学家推上了"预言帝"的地位。Google上关于这本著作的搜索量直线蹿升,出版此书的哈佛大学也把此书列入重印计划。

然而我记得,《筑就我们的国家》刚出版的时候并不受人待见,有人干脆说,罗蒂在此书中的政治观点简直可以用"幼稚"来形容。当然,这样的批评我不同意。2006年,这本书有了中译本,有兴趣的读者可找来一读。

把罗蒂的"预言"贴上推特的是加拿大女王大学的助教

丽萨·科尔(Lisa Kerr),假如她真的看完了那本书,不应该回避"预言"的版权问题。实际上罗蒂在书里非常明确地说了,上述观点主要出自历史学家爱德华·勒特韦克(Edward Luttwak)的著作《受到威胁的美国梦》。后者暗示,发达资本主义国家正在步入魏玛时期——当年兴登堡任命希特勒为总理时,绝大多数人都持盲目乐观的态度。

预言出自历史学家,那就没什么噱头了。再说了,一个缺少特定时间、特定范围和特定人群的预言,再怎么神奇也称不上预测。预言与预测,这两个在今天大多数情况下可以互换使用的词其实含义大不相同。英语里预言一词源自拉丁语,带有强烈的神秘意味,譬如占卜者或先知所说的话;而预测不同,它源于日耳曼语,反映的是新教的思维方式,指的是在不确定的条件下进行的计划。因此说到底,预测与进步的时间观密不可分,是它们将主观世界与客观现实联结在一起——除非你认为时间是一支朝向未来的箭,除非你觉得未来的进程有规可循或有趋势可言,一旦了解,自己的命运便可以把握,否则预测毫无意义。

这让我想起另一位"预言帝"纳特·西尔弗(Nate Silver),在2016年美国总统大选的预测中他失败了。之前他曾因为精准预测了2008年及2012年的美国总统选举而获得"数据巫师""民调之王"等一系列称号。他预测希拉里有八成胜算击败特朗普,在大选的前几天他对分析做出了调整,即便如此,他仍然认为,特朗普入主白宫的几率只有三成,要知道这已经是所有预测者中最大胆的结论了。

最近我又重读了西尔弗的著作《信号与噪声》。在第二章"政治选举预测:狐狸和刺猬,谁更聪明?"中,我试图找到他预测失败的原因。然而坦白说,我并没有那样的能力,但他对预测的感慨我觉得值得聆听。西尔弗说,政治选举预测有点像扑克牌游戏,我们可以通过观察对手的行为来捕捉蛛丝马迹,但他手里有什么牌我们一无所知。我们只能根据对手的出牌,最大限度地利用有限信息,不断更新自己的预测,才能较好地做出判断。西尔弗把那些因为害怕出丑而不对自己的预测做出更新的人称为懦夫。我不这么看,不愿更改预测的人只是分不清预言和预测的区别,他们骨子里还是想扮演先知。

人的大脑最不擅长的乃至相当抵触的,就是概率思维。这是长期演化的结果:在对错即生死的生存环境里,用概率的方法思考问题既不现实,也无效率。只有在未来的重要性越来越大,堪与现实的重要性相匹配时,概率才有用武之地。即便如此,很多自称很了解概率的专家仍然下意识地把它等同于频率,而没有真正理解,概率必须与不确定性相联系。凯恩斯有一句著名的话道出了一个真正懂得概率的人应该如何行事,他说:"当实际情况发生变化,我的想法也会随之而变。你呢?"预测之难也在于此,人的意识指向与行为指向总是不一致。

我有好几位朋友看了梅尔·吉布森导演的电影《血战钢锯岭》都大呼上当,觉得它简直是一部美国版的抗日神剧,还夸我有先见之明,说早听我的意见就不会去看了。并非我会占卜术,我只是知道,这部根据真人真事改编的影片一定会被导演打造成关乎神迹的布道片。而事实是一个人在枪林弹雨中能否活下来,仅关乎概率。

# 当瘟疫像焚毁一切的山火

还记得老电影《上帝也疯狂》里的主角吗？他的扮演者历苏是一个布须曼人（Bushmen），生活在非洲南部的卡拉哈里沙漠。通过遗传学的方法，现在我们知道，这些依靠狩猎过活的布须曼人很可能是世界上现存最古老的民族之一。

大体而言，人类的早期生活与布须曼人无异。那大概属于所谓的旧石器时代，捕猎、采摘、迁徙，环境危险而艰辛，每个人的生命都相当短促，短促到几乎来不及生病。在居所不定的小社群里，微生物无法在蓄积的秽物或水源处繁殖，也找不到足够数量的感染对象，更难以造成大规模的流行，因此天花、麻疹、流感等疾病与人无缘。然而一旦人们定居下来，驯养家畜、培育谷物、耕作土地，社群规模不断扩大，人与动物、植物以及秽物的接触越来越频繁且固定，病魔就把人缠上了。牛带来了天花、结核，猪带来了流感，狗带来了麻疹，鸡鸭、老鼠、蟑螂则带来了伤寒、霍乱、百日咳。而在人们劳作的田地里，或是储存粮食的谷仓中，还有血吸虫或致病的真菌在蠢动。

自那以后，人类迈入了一个迄今不见终点的病痛时代。不少地方，尤其是那些文明发达地区，往往疾病肆虐。在《旧约》里，埃及就曾是瘟疫的集散中心；公元前430年，从埃及传播到波斯的莫名怪病旋即蹂躏了雅典；两百多年后，安东尼瘟疫重创罗马；又过了二十余年，黄河流域疫病流行，魏公子曹植写道："建安二十二年，疠气流行，家家有僵尸之痛，室室有号泣之哀。或阖门而殪，或覆族而丧。"建安七子中，除二人早殁，其余五人都死于这场瘟疫。在1346年至1350年的5年间，黑死病（鼠疫）剥夺了2000万人的性命，占欧洲总人口的四分之一。但这还不是最厉害的，第一次世界大战结束后横扫全球的西班牙流感更加惊悚，不到两年它就杀死4000万人。一些流行病学家估计，这个数字有些偏低，实际死亡人数很可能高达5000万乃至1亿。

在《大流感》里，作者约翰·M. 巴里（John M. Barry）把1918年的西班牙大流感描绘成自然与科学之间的第一次大冲突、大对决。这不无道理，因为正是在那个时期，即19世纪后半叶至20世纪上半叶，化学、生物学、生理学、病

理学、病原学、免疫学、药学以及实验方法和技术的发展,终于把医学带到了科学的大门前。但是巴里把瘟疫看作"自然强加给人类社会的灾难",这样的观点我不能接受。正如我前面讲过的,不能把疾病简单地等同于天灾,很大程度上,它们乃是社会的产物。看看今日弥漫整个世界的雾霾,以及它造成的疾病与死亡,我们就会明白,从社会的产物这个角度看,无论现代医学如何进步,它都不可能成为一门彻彻底底的客观科学。

一般来说,科学家需要回答两个重大问题:一是"我能知道什么?"(What can I know?),二是"我如何得知?"(How can I know it?)。第一个问题的答案将科学与宗教区分开来,但在第二个问题上,医学并不能像其他自然科学那样回答得理直气壮。著名的医学史家罗伊·波特(Roy Borter)说,现代医学的绝活儿就是让个体活下去,活得不觉痛苦,活得健康,但它对整个人类的健康有何贡献,"仍然甚费思量"。实际上,现代医学的进步既没有填补贫富阶层巨大的健康鸿沟,也没有拉近穷国与富国之间的健康水平。相反,在那些方面所取得的进展,往往得益于生活环境的改善和生活质量的提升,而这需要的是社会体制、公共卫生、环境保护等的共同推动,而不仅仅是复杂先进的医疗手段。

当然,这不妨碍《大流感》讲述一段精彩的大流行病医学史,尤其是现代医学在美国的发展经历,本书着墨甚多。

美国的医学研究和教育一度落后欧洲数十年。直到1900年,只要交钱,几乎任何想上医学院的男子都可以如愿。只有两成的医学院对生源有特别要求——高中毕业,几年后混上一张医学文凭一点儿都不难。美国社会对医生也缺乏尊重,正所谓"药医不死病",相较于治疗,人们更相信宿命。一位哈佛教授在演讲中宣称,只要具备正常的判断力,任何人都会得出类似的结论:"如果任由所有的疾病自由发展,死亡和灾祸都将减少。"

在这种尴尬的氛围中,创办于1876年的霍普金斯大学扭转了整个美国的态势。1893年,他们的医学院才刚刚创立,没隔多久,美国的医学水平就在他们的引领下迅速上升,并在第一次世界大战前达到乃至超过欧洲的水平——证据就是在西班牙大流感事件中美国人的表现,而霍普金斯医学院又在其中举足轻重。20世纪30年代,最早获得诺贝尔生理和医学奖的四个美国人,霍普金斯培养了其中的三个。

很快,洛克菲勒研究所、哈佛大学以及密歇根和宾夕法尼亚等地的一流医学院也跟上了步伐。伴随着它们的革新,全美150多所医学院,将近一百所落后的学院被淘汰,要么关闭,要么合并,那些糟糕的毕业生再也拿不到行医执照,医学生的数量也从 1904 年的 28 000 人降至 1920 年的不足 14 000 人,其质量却有大幅上升。1918 年 10 月 1 日,霍普金斯大学的卫生与公共健康学院成立,标志着应对大规模流行疾病的医疗体制在美国成型。

现在我们知道,自从德国于 1882 年在慕尼黑创建了世界上第一所公共卫生学院(巴伐利亚卫生部公共卫生学院),公共卫生一直是挽救人类生命数量最多的公共事业,是一门透过社会资源的组织,为公众提供疾病预防和健康促进的管理学。它的核心思维是预防——了解一种疾病的流行病学的模式、范围、趋势,并找出其中的薄弱环节,破坏疾病产生的条件或打断疾病的传播链条。

可就在 1918 年 10 月 1 日卫生与公共健康学院宣告成立的开幕式上,美国这场医学进步的核心人物、霍普金斯大学医学院院长以及这所新学院的首任院长韦尔奇(William H. Welch)却病倒了,症状与西班牙流感一模一样。

切勿望文生义,西班牙流感并不源于西班牙,只因那里的疫情最为严重而得名。流行病学的证据表明,第一波流感始于 1918 年春天的美国堪萨斯州哈斯克尔县。新型的流感病毒向东蔓延至该州的一个大型军事基地,然后跟着一战的进程扩散至欧洲,继而席卷北美、南美和亚非,最后连与世隔绝的太平洋小岛也难以幸免,几乎全球沦陷。

病毒是一种非常特别的微生物,用巴里的话讲,它是"一个存在于生命边缘的谜"。它没有细胞结构,没有性别,不进行任何新陈代谢,不产生任何副产物,甚至不会独立繁殖,它只有一个功能:复制自己。即便是这么一个单一的功能,病毒也不靠自身完成。因为当它侵入一个有能量的细胞时,细胞内部就会像一个受到操纵的工厂,为其组装出成千上万个复制品,直到这个工厂彻底耗完能量倒闭为止。

流感病毒又是"特别中的特别"。它的结构很奇怪,可以不像别的许多病毒那样在入侵过程中在细胞膜上花费太多时间,而是迅速进入细胞内部,逃脱免疫系统的法眼。一旦进入细胞内部,它会立刻释放自己的基因,插入细胞核的基因组,下达复制病毒的生产命令。一个流感病毒从侵入细胞到该细胞释出新病毒,往往不会超过 10 个小时,甚至更短。随后,会有 10 万至 100 万个新流感病毒从破裂的细胞中一窝蜂地钻出来。

复制的数量越大,复制出错的概率也就越大,因此,流感病毒很容易发生变异。一般来说,一个细胞释出的 10 万至 100 万个新病毒中,99％的病毒会因变异导致的缺陷过大而失去感染能力,但还有 1 000 至 10 000 个病毒仍然具有感染性,致命的危险就隐含其间。当我们身体的免疫系统无法识别那些变异的却仍具感染性的病毒,大规模的流行就很难避免了。

历史可鉴,瘟疫与战争往往是孪生儿。在战争中,死于疾病的人数总是多于刀剑和枪炮。而军人不仅是战场上的杀手,也是很多传染病的源头或传播者。无论是伤寒霍乱,还是水痘腮腺炎,常常让从未接触过这些疾病的青壮年死于非命。为了防止历史悲剧的重演,参加一战的美国人不仅把大量的医生护士送入军营,还把不少医疗机构和研究单位整合到军队里。即便如此,还是有不少军人死于麻疹和并发的肺炎。

1918年的流感一开始相对温和,造成的死亡远少于麻疹和肺炎。当年4月,疫情在美国全面蔓延。同时在欧洲,第一波流感也势头猛烈,爆发区域恰好就是美军的登陆地点。4月底,流感侵袭巴黎,差不多同一时间,意大利也受到波及。尽管军队的战斗力遭到削弱,但绝大多数士兵都康复了,与英美法交战的德国情形也一样。

在战争中保持中立的西班牙起初没受流感影响,可是进入5月情况发生了变化,连他们的国王也患上了严重的流感。可能正是因为西班牙的舆论没有像参战国那样受到严格控制,疫情造成的灾难得以在报纸上连篇累牍地报道,这场流感才被冠以西班牙的名号。5月底,流感登陆上海,旋即大半个中国都被侵扰。当时西方有报纸宣称:"半个重庆都病倒了。"

进入初夏,一些统计数字逐渐揭示了此次疫情的异常之处。来自肯塔基州的数据表明,40％的死者年龄在 20—35 岁之间;法国一个千余人的新兵站,688 人病重入院,短短数周有 49 人死亡,占总患病数的 5％。可是正当所有医生和学者把目光投向这一异常时,流感似乎又全面撤退了。6 月到 8 月,200 万驻法的英国士兵中有 120 万人生病,可是一过 8 月,疫情就不再蔓延了,似乎就像军医们观察到的那样,传染病正"温和地走向尽头"。

所有人的猜测都错了。在另一些地方,第二波流感极其凶猛,以至于一位美国海军情报官员在一份绝密电报上写道:"现在流行在瑞士的疾病其实是黑死病,只是对外宣称西班牙流感。"在波士顿的一处军营里,45 000 名军人,从 8 月下旬到 9 月底,平均每天死亡 100 人,不少医生护士也因病去世。

由于并发肺炎,患者的皮肤因缺氧而青紫,他们剧烈咳嗽,血痰四溢,很多人的耳鼻都在冒血。一个加长的营房被改造成停尸间,但仍满足不了需要,一捆捆尸体像木材一样堆放在走廊上,以至于前来考察的医学家们不得不小心地在尸体间穿行,才能进入解剖室。

考察的领军人物,正是霍普金斯大学的韦尔奇。他按照当时公共卫生的原则,果断地部署了应对可怕灾情的全国性预防措施。可是,病毒的传播却更加迅猛。9月,费城、波士顿、纽约、华盛顿等大城市的居民以及更多的兵营都沦陷了。接下来是大西洋、墨西哥湾、太平洋靠海的地区,随后,病毒沿着铁路公路,深入各大洲的心脏地带。查尔斯·刘易斯(Charles Lewis)写道,他刚登上南非开普敦的一辆公车,就目睹售票员瘫倒在地突然死亡,接下来的5公里车程,车厢内共有6人死亡,包括司机。最终他只好下车,步行回家。

　　和美国同行一样,世界各地的实验室都把研究重心转向流感。但绝大多数努力都以失败告终,包括寻找"流感杆菌"的期望。科学家精心制作的疫苗毫无作用,顺势疗法、拔火罐和放血疗法卷土重来,也就成了聊胜于无的安慰。然而正是这些失败的努力,促进了现代医学的进一步发展,一个最经典的例子就是青霉素的发现。亚历山大·弗莱明(Alexander Fleming)正是在开发一种能更好培养流感杆菌的培养基时,无意间发现了这个神奇的东西。韦尔奇后来也猜到,西班牙流感很可能是由一种未知的病毒所引起,只是他的猜测要到电子显微镜发明后才能证实。发现DNA结构的克里克和沃森,也是从研究流感杆菌的医学家那里理解了DNA的重大意义。还有一些人在类似的研究中找到了肺炎、肺结核乃至某些精神疾患的机理。

　　巴里将《大流感》的副标题命名为"最致命瘟疫的史诗"。这部史诗的基调不是宏大，不是壮阔，而是悲剧性的。要理解它，就像理解一场几乎焚毁一切的山火——望着炽天的烈焰，希望余烬下仍有生命在萌动。

# 被时间绑架的现代人

时间是什么？就物理意义而言，古希腊人的理解已经相当现代。亚里士多德把"时间是什么"的问题等同于"时间是运动的什么（东西）"，从而将时间转变成可以测量的事物。他说："时间就是计算前后运动得到的所计之数。"（《物理学》）也就是说，两千多年前人类就已经意识到，时间与空间乃是不可分割的东西。即使这一认识经历了伽利略、牛顿、爱因斯坦等人的审视，它依然正确。正如霍金所言，我们必须接受的观念是："时间不能完全脱离和独立于空间，而必须和空间结合在一起形成所谓的时空的客体。"（《时间简史》）

然而在大多数时候，这种时空一体的观念并不容易理解，因为它似乎与人们的常识相悖，尤其在心理层面上。奥古斯丁说："时间究竟是什么？没人问我，我倒清楚，有人问我,我想证明,便茫然不解了。"(《忏悔录》)他道出了一种共通的人类感受——唯有当我们察觉到过去与现在的区别,时间才会被我们体验到。

这样的时间体验,与其说是时间本身,毋宁说是"时间感"或"时间意识"。可惜的是,不少哲学家非但把它们搞混了,还把记忆、意志、期望等一系列概念和时间联系在一起,以至于终于有一天出现了如下场景:在巴黎的一个学术研讨会上,哲学家柏格森花了半小时来批评相对论,而接着上台的爱因斯坦却只冷冷地回了一句话:"哲学家所谓的时间并不存在。"

心理时间只要不与物理时间混为一谈,本身其实还是很有趣的,也不妨以"时间"相称。不同的文化会造就不同的心理时间,不同的社会和阶级也有相当不同的时间意识和时间观念。这一点并非显而易见,只能通过比较性的研究才看得清楚。因此,时间体验总是多重的,彼此还可能存在竞争、冲突或压迫。过去的社会精英经常抱怨农民不会利用时间,他们觉得农民生活懒散、无组织无纪律,却完全不理解农民心中的时间乃是建构于一年劳作与自然节律的契合之上。而只有在资本主义社会里,时间才变成了一种既可节约又可浪费的资源,故而马克斯·韦伯在《新教伦理与资本主义精神》里引富兰克林的话说:"时间就是金钱。"

一位学者注意到。到了19世纪,瑞典农民纷纷开始买日历、买时钟、戴怀表、记日记,这些现象预示着农民开始接受了资本主义的生活方式,接受了"一种新的时间纪律,以及由掌控时间而建构起来的权威"。

社会学家诺伯特·埃利亚斯曾经讲过这么一句话:"生活在严格的时间规划里的人,他们对时间的体验,很大程度上已经成为他们的人格特征。而这种人格特征,与其说是生物性的,毋宁说是从社会中获得的。"其实这话完全可以推衍开来:只要一个人存在于时间当中,他对时间的体验都会成为他的人格的一部分。而这种体验,也不全然是个人的、生理的,而是牵涉到社会的、文化的层面。事实上,在任何人类社会中,时间都居于核心地位,它调整着个体与群体的生活节律,构建着社会的稳定结构与文化边界,而它的变化往往折射出一个社会的激烈变迁。明白了这个道理,有心的读者会发现,《加速:现代社会中时间结构的改变》可资一看。

《加速》这本书讲的是在现代社会中最显著的一种时间体验——一切都变得越来越快,以及这种时间体验所反映出来的社会变迁。在我看来,这是继身体社会学之后一门新颖的社会学分支——"时间社会学"所讨论的内容。

有人说,速度是今天的女神,这个结论似是而非。因为现代社会的加速感并不来源于速度,而是来自琐碎。当一段时间被越来越多的事情挤占或切割,加速感就会油然而生。如果我们对这种加速感进行现象学式的描述就会发现,最大的变化往往出现在时间与空间的关系上。早就有学者说,一切坚固的东西都烟消云散了。时间与空间的感觉联系变得脱节和不固定,正是这一观点的事实基础。

有人还做过一些有趣的测量,结果发现,自 19 世纪以来,演奏同样一部古典音乐作品所花费的时间越来越少。戏剧也是如此,比如易卜生的话剧《罗斯莫庄园》,过去演出一场要花 4 小时,而今则缩减到 2 小时不到,不是剧情有删减,而是演员的对话速度明显加快了。

当然,技术革新才是时间与空间"脱嵌"的核心推力。蒸汽机、铁路、汽车、飞机、电报、电话、收音机、电视、互联网等,彻底改变了人类的生活,也形塑了人们对时空的认识。

我们还可以从技术革新的普及速度考察社会结构的变迁。譬如收音机从发明到拥有 5 000 万用户,花了 38 年,从电视机的发明到拥有 5 000 万用户花了 13 年,而互联网用户从 1 人增长到 5 000 万,仅用了 4 年。很显然,新技术的加速传播有赖于社会组织形态的变化。反过来,社会组织形态的变化又更新了我们对加速的时间体验。

相当矛盾的是,人们对现代社会有加速之感的同时又体验到了停滞感，因为琐碎的事情不仅切割着时间，还挤掉了本属于希望的位置。一个17岁的德国少女在回答"当今年轻人面临什么问题"时这样写道："对未来没有希望，对这个停滞的同时又匆忙的社会没有希望。"我觉得她的回答比较准确地概括了《加速》一书的意义。不过我个人觉得，这本书不但不容易读，要以此为基础进行量化研究也不容易。实际上我有些怀疑，"时间社会学"能不能摆脱描述性的语言，继而结出真实的学术成果。

# 用责任把思想与人生连在一起

　　个人以为,《马克斯·韦伯与德国政治》(沃尔夫冈·J.蒙森著)是 2016 年出版的颇有价值的书。且不说其本身的学术价值,或者译者阎克文的翻译水平,单是钱永祥先生的导读就够我一读再读了。

　　在马克斯·韦伯(Max Weber)看来,资本主义制度在组织上与效率上都优于其他制度,因而资产阶级不会被无产者"埋葬",依然大有前途。大体上,韦伯的学术与思想都围绕着这个基本的价值判断展开。比如他的名作《新教伦理与资本主义精神》,在很大程度上可以看作他试图重新唤起资产阶级奋斗精神的一种努力。

　　之所以说"重新唤起",那是因为韦伯认为,资产阶级的现状让人很不满意,尤其是德国的资产阶级。按理说资产阶级应该有一种勇于冒险的创业家精神——这种精神的确存在于资产阶级的新兴时期,然而随着财富的积累与地位的稳固,他们开始变得保守而不思进取。由于德国统一很晚,政治进程也晚于英美等发达国家,因而德国资产阶级的出现也较晚,且在政治上很不成熟,既缺少现实的判断力,又缺乏行动的勇气。他们虽然取代了贵族和地主的社会地位,却很难抵挡阶级意识觉醒的无产阶级接管国家权力的决心。

关于这一点,韦伯在弗莱堡大学的就职演说里讲得很明白。他说,创建德意志国家的并不是资产阶级的力量。在这个国家创立之时,"没有从资产阶级那里采伐木料来制作民族的航舵"。可是很显然,韦伯对资产阶级仍然抱有希望。正如他在另一个场合的演讲中说,凡是不相信资产阶级还有未来的人,必定会对德国的未来疑虑重重。

把一个阶级的未来与国家的命运相联系,看似理所当然,其实未必没有抵牾。作为资产阶级的意识形态基础,强调个人自主与理性至上的自由主义,如何与那种动辄诉诸"集体情感""共同历史"的国家—民族优先的原则对接起来?韦伯好像没有仔细考虑。因为和同时代的其他人一样,韦伯生活在一种被称为"民族自由主义"的历史背景下。

看看韦伯自己是怎么说的吧。他说,命运使德国背上了历史的重负,置身于一个兵器林立的世界,不得不像一座兵营那样保护自己的文化。他羡慕美国人，因为他们不必"和我们一样披挂上锁子铠甲，书桌抽屉里也不会像我们一样动辄塞满了战时进军令"。但他坦然接受这一"命运"，认为德国的威权统治、殖民扩张乃至国际战争都有其合理性与必要性。并且唯有如此，自由主义的胜利才能与德意志的民族成就并驾齐驱。他毫不含糊地宣称："我们不可能带领我们的子孙后代走向和平与人类幸福，而只能进入无止境的斗争以保护我们的文化与人口。"因为由盎格鲁-撒克逊人(指英美)塑造的资本主义经济秩序不利于体力和智力占优势的民族(指德国)，必须施以冷酷无情的厮杀与斗争。

韦伯的这一政治立场，一直维持到 1918 年德国战败。面对这一立场，即使一再告诫自己不可以今日之是论昨日之是，我还是觉得很惊讶。要知道，韦伯历来被人视为自由主义的先驱者与捍卫者，而经沃尔夫冈·J.蒙森的解读，他在德国政治中扮演的角色，以及应该担负的政治责任，都大大改变了过去人们的普遍认知。难怪雷蒙·阿隆(Raymond Aron)会认为，一旦韦伯的政治立场遭此解读，将使"新生的德国民主失去一位创始人，一位显赫的鼻祖和一位天才的发言人"。

蒙森认为，韦伯在自由主义谱系中神话般的地位，是第二次世界大战之后被塑造出来的。其目的是从德国自身的政治思想传统中,寻找可以跟希特勒的第三帝国划清界限,又能支持战后德国民主的精神资源。很自然地,人们把目光投向了在魏玛制宪过程中影响巨大的韦伯。事实上也是如此,在魏玛宪法草案的 13 名审议者中,韦伯是唯一不具官方身份的人。在魏玛共和国究竟应该实施中央集权制还是联邦制的关键问题上,韦伯更是发挥了极其重大的作用。不仅如此,就像他在写给妻子的信中所透露的那样,宪法大体上完成之时,"非常接近我的提案"。可是,我们能就此认为,一战后的韦伯已经彻底转变了他对政治、权力以及国家的看法吗?恐怕不能。魏玛共和国的失败,与韦伯的理念脱得了干系吗?恐怕未必。

韦伯在德国政治中扮演的角色深刻地关涉到一个问题:自由主义与民族主义究竟是怎样的关系。如果说韦伯的政治理想的失败反映了这两种主义的冲突和矛盾,那么韦伯的成功又做何解释呢?难道它们之间没有相互吸纳的可能?在这方面,《马克斯·韦伯与德国政治》似乎还少了些篇幅。

阎克文先生在本书译序里提到,德国一战失败后韦伯给当时的德军主将鲁登道夫写了一封信,要求鲁登道夫等领导战争的人负起责任,把自己的人头自愿交给协约国,为德国的名誉献祭。之后,他和鲁登道夫还面对面地为责任问题争论了好几个小时。当鲁登道夫质问何为民主,韦伯的回答是:"人民选择他们信任的领袖……如果领袖犯下罪错,就把他送到绞刑架上去!"

　　有意思的是,包括钱永祥先生在内,不少中国学者注意到韦伯与中国知识分子在某些困境上的相似性。这一点,在本书的导论部分钱先生有相当精彩的论述。不过,这种相似性也不可过于当真。时移世易是一方面,另一个原因则在于,人们大概很难理解"责任"二字之于韦伯的意义。而我认为,正是责任将韦伯看似分裂的学术与人生有机地结合在了一起。

# 一群知识人的黑暗史

1923 年希特勒在慕尼黑发动"啤酒馆政变",企图颠覆魏玛政权,结果事败入狱。典狱长崇拜这个 35 岁的纳粹党首,对他十分优待,不仅无须服劳役,好吃好喝,还给他配了书桌和打字机,以便他跟外界书信往返。

狱中一年,希特勒读了大量支撑纳粹信仰的书籍,尤其是种族主义理论。在此之前他读过《伟大种族的没落》(*The Passing of the Great Race*),那是美国人麦迪逊·格兰特(Madison Grant)写的一本书。书里宣称,种种证据表明,北欧种族优于其他任何人种。尽管此人明显是一个半吊子,但他的谬论直接促成了美国 1924 年的移民法。不过此时的希特勒已不满足这类通俗读物,他着迷的是另一本书——《人类遗传与种族卫生原理》(*The Principles of Human Heredity and Race Hygiene*),作者是德国人欧根·菲舍尔(Eugen Fischer)。

后来有研究者认为,此书是菲舍尔寄赠给希特勒的,也有人说不是。无论如何,有了这本书,希特勒的种族观念基本定型了。在狱中,他开始写作《我的奋斗》,书中宣布:"属于德意志民族的国家必须把种族放在生活的中心,保障种族纯净,只有健康的后代才得以繁衍。国家拥有最现代的医疗技术,对于那些可预见的会有疾病的以及会遗传疾病的人,未来的国家社会主义国家必须宣布其为不育,并且付诸实施。"

欧根·菲舍尔是谁?鲜见完整的介绍。这从他混乱的中文译名也看得出来:奥伊根、尤金、尤根,费雪、费舍尔、斐西耶等。直到最近,我才在《人类学的四大传统》里发现了此人更多的信息。这得感谢其中一位作者安德烈·金格里希(Andre Gingrich),他在梳理 1780 至 1980 年代德语国家的人类学传统时,把"臭名昭著"的菲舍尔放了进去。

没想到这位菲舍尔参与种族灭绝的"资格"连希特勒都比不上。1904 年,德皇威廉二世下令镇压发生在殖民地西南非洲(今纳米比亚)的原住民起义。8 万多人的部族,被德军屠杀了 6 万,无论妇孺,史学家将其称为 20 世纪第一场种族大屠杀。幸存下来的原住民悉数被关进了集中营,而菲舍尔则是当时的"驻营人类学家"。借由集中营里的

"田野调查",他于1913年出版了一部《雷霍伯特混血儿以及人类的混血问题》,大谈种族通婚造成的人种"退化"。

虽说大多数人类学家都从国家的殖民活动中获益,但像欧根·菲舍尔这样搞学术的还是很少见。更可怕的是,菲舍尔不仅被同行们视为顶级人类学家,他还牢牢掌握着德国的学术资源与话语权。1927年,他担任了威廉皇家学会(马克斯·普朗克学会的前身)的人类学、遗传研究及优生学研究所的所长。1933年,当希特勒被选为总理,菲舍尔又成了柏林大学的校长。就在这一年10月,他领着一帮人类学家给希特勒发了一封公开的效忠信。除了赞美希特勒的英明,主要表达了一个意思:人类学是巩固德意志民族优等地位的不可或缺的学术武器,他们这些德语区的人类学家将努力帮助希特勒达成这一目的。事情的发展也符合菲舍尔的期望,人类学成了支撑纳粹种族主义意识形态的核心学科。

千万别以为学者们只是喊喊口号而已。同年,以菲舍尔的理论为主要依据,《遗传病后代预防法》(Das Gesetz zur Verhütung erbkranken Nachwuchses,也称《绝育法》)生效,40万人被强制绝育,6 000多人死于"安乐死"。两年后,包括《保护德国血统和德国荣誉法》在内的纽伦堡反犹法案颁布,金格里希认为,菲舍尔在其中仍然是"核心灵魂人物"。

菲舍尔本人对希特勒的"贡献"远不止此,其行为非肮脏、黑暗与邪恶不能形容。金格里希指控他为了所谓的种族研究,一直从医院、监狱和集中营获取病患的身体器官。我在另一份资料里还读到,1935 年菲舍尔骄傲地表示,为了效力纳粹,他领导下的人类学可以牺牲一些"纯科学的工作",并提供如下服务:帮助政府建立种族鉴定机构,给专业医务人员和党卫军军官传授"种族和遗传治疗"知识等。也就是说,他直接决定了千千万万人的命运——死在集中营还是死在别处。

1942 年初,菲舍尔退休之前还到巴黎去做了一场"种族和德国立法"的演讲。整个演讲他都使用法语,目的是争取法国人对纳粹种族政策的支持。演讲中他详细讨论了"犹太人问题",并坚决主张,鉴于犹太人非常明显的种族心理与性格特征,"我们不再能说(犹太人)是比我们次一等的种族,而是说他们是与我们完全不同的物种"。就在他下此断言后的 1 月 20 日,纳粹在万湖会议上讨论了"犹太人问题最终解决方案",决定把欧洲的犹太人系统化地消灭,包括生活在法国的 16.5 万犹太人。

彻底沦为罪犯或帮凶的人类学家不止欧根·菲舍尔一人,看看他的"朋友圈"就明白了。菲舍尔退休后,他的得意门生奥瑟马·费许尔(Otmar F. von Verschuer,也译作魏舒尔、维斯彻尔)接替了所长之职。正是这位费许尔把威廉皇家学会直接与奥斯维辛集中营联系在一起。据历史学家希拉·薇斯(Sheila F. Weiss)考证,为了延续他的遗传学比较研究,费许尔从奥斯维辛获取了200多个孪生子的人体组织和血清。

帮助费许尔的是奥斯维辛的军医约瑟夫·门格勒(Josef Mengele),此人"死亡天使"的恶名在通俗读物中流播甚广。而事实上,门格勒不但是费许尔的学生兼助手,他的工作也是费许尔安排的。菲舍尔与这个人也有直接的联系,1937年派往哥本哈根参加世界人类学大会的德国代表团里,菲舍尔是领队,费许尔是副手,门格勒是团员。

一位名叫伊娃·尤斯廷(Eva Justin)的女人类学家也在菲舍尔的圈子里。她的博士论文评审以及学位考试都是菲舍尔主持的。在博士论文得到"非常优秀"的最高评语之前,尤斯廷的"田野调查"对象——一群吉卜赛小孩于1944年5月6日全部被送入奥斯维辛,并于当年秋天悉数死亡。

有一个人与菲舍尔维系着毕生的友谊,那就是海德格尔。尽管胡塞尔曾批评他的这位学生,不要把哲学搞成了人类学,然而很显然,海德格尔与菲舍尔分享了知识里黑暗的部分。

如果说海德格尔的晚年还遭了些许指责，那么这些人类学家的命运就要好得多。二战后，菲舍尔成为德国人类学会荣誉会员，1967年以93岁的高龄去世。费许尔被政府罚款600马克后成功"转型"，以权威的遗传学家身份担任德国人类学会主席，1969年因车祸而死，终年73岁。门格勒逃到南美，隐姓埋名，直到1979年在巴西意外溺死才被发现，终年68岁。

　　最讽刺的要数伊娃·尤斯廷。她在二战后遭起诉，但很快被宣判无罪。1945年，她担任法兰克福警察局的儿童心理专家，负责青少年犯罪的研究。后来她甚至出任法庭顾问，处理纳粹生还者的赔偿诉求，1966年57岁时死于癌症。如今在网上还能看见她在1943年拍摄的1分37秒的短片，可想而知，片中那些吉卜赛小孩，都没有机会活到成年。

# 在艺术的名利场上

　　艺术是青春永驻的女人，她的丈夫都活不过她。很早以前，她生活在阿尔塔米拉（Altamira）的洞穴里，丈夫是原始的神祇。自从有了国家，她改嫁给权力，养在豪门深宫，轻易不露真容。商业兴起，她心旌摇曳，与金钱互通款曲。在东方，那大约是唐寅的时代；在西方，则不会晚于17世纪，伦勃朗的荷兰最为典型。然而直到19世纪50年代，她才正式与王公贵族分手，嫁给资产阶级。

　　这段拜金式的婚姻几无浪漫可言。当艺术品成了银行家或上层中产阶级的交易，艺术就生出纸醉金迷的幻觉。看看艺术家是怎么说的吧。达米恩·赫斯特（Damien Hirst）是英国新一代艺术家中的代表，他在自传里写道："艺术是关于生活的，而艺术品世界是关于金钱的。"在另一处他说得更直接："……拿了钱，我突然意识到，因为该死的钱,你他妈的再也看不到自己的画了。(那些人)买画,离开,'这是达米恩·赫斯特的作品,值多少钱?'人们再也不会多看画一眼。"这我能理解,我就见识过一个"天价艺术家"在酒吧醉后对人哭诉,他一直想画自己想画的,可市场逼着他画那些更好卖的东西。他想做梵高,不料却成了沃霍尔(Andy Warhol)。

可是艺术家的牢骚也不能完全当真。他们是交易链条上的一环,没吃多大的亏。看看赫斯特自己是怎么干的吧。他向买家提供赊账,金额高达数百万美元。利用这种销售手法,他把作品的价格哄抬到匪夷所思的地步。

对艺术家的此类行径,戈弗雷·巴克(Godfrey Barker)在《名利场:1850年以来的艺术品市场》一书里予以了曝光。他辛辣地指出,不少当代著名的艺术家,往往也是手段高明的金融家。

不是今天才这样。自从艺术嫁给了资本,阿姆斯特丹最豪华的房子就归了伦勃朗。在最近的150年里,范戴克(Anthony van Dyck)的伦敦寓所犹如宫殿,雷诺兹(Joshua Reynolds)的生活连乔治三世都觉得奢侈。像西斯莱(Alfred Sisley)或梵高那么潦倒的画家不是没有,但他们极少抱怨。实际上如果不是因为现在的艺术家牢骚满腹,我们也许不会注意到,艺术与资本的婚姻已经扭曲到如此程度。

扭曲的极致故事发生在 2006 年。一个赌场大亨决定把他手里的毕加索的《梦》卖给另一个富人。10 年前他买下这幅画时,价格是 4 840 万美元;10 年后卖出时,价格为 1.39 亿美元。但这笔惊人的交易毁于酒精,在拉斯维加斯的一场鸡尾酒会上,大亨或许喝高了,一胳膊肘撞破了画布。

为什么艺术品的涨幅高到离谱?因为高昂的画价似乎对所有人都有利。通常来说,购买商品的消费者付的钱越少越开心;但是在苏富比、佳士得等拍卖行,购买艺术品的人出价越高越开心,获得的掌声越热情。因为人人都觉得自己花的每一笔钱在未来都将有高额的回报。比如那个赌场大亨,他几乎毫发无损。虽然交易没有达成,可是价格却是实实在在的。他通过抬高一幅画的卖价,成功地抬高了毕加索其他作品的价格。不但如此,他还间接烘托了其他艺术家的价值。很显然,赌场大亨家里藏着的可不止一幅画。于是,就在《梦》遭破坏后的一个月内,波洛克(Jackson Pollock)的一幅作品卖到了 1.4 亿美元,库宁(De Kooning)的作品也飙升到 1.375 亿。

这就是艺术市场的神奇景象。在这个市场里,商品本身俨如硬通货,具有超过现金、股票和房产的保值性。而这种价值与成本没有任何关系，因此定价可以非常随意，市场如此红火，所有人都觉得会赚钱。交易金额如此之大，规模又如此之小，大众根本没有插足的余地。造成的结果就是，这个市场里的每个人都有操纵行情的动机，也有与之匹配的能力。

当然，哄抬价格仅是从中牟利的手段之一。艺术品市场的水太深，除了洗钱或行贿，有人用它来投资，有人用它来炫耀，也有人用它来抵税。巴克猜测，岳敏君把自己的画作赠送给纽约 MOMA 博物馆绝非出自单纯的慷慨，而有自抬身价的目的。同样的道理，就像《纽约时报》暗示的那样，曾梵志也可以在苏富比用天价拍下自己的作品，借此营造他在市场上长盛不衰的荣景。我还见过更粗野的手段——一个画商把一位著名画家的画作买断 10 年，目的是用雪藏的办法防止这个画家对他的其他生意造成冲击。

表面上，一如巴克所言，没有受害者，就没有犯罪。艺术市场充满利害冲突，但似乎人人都在获益，故而不存在法律意义上的污点。但是我们又不得不考虑艺术市场的外部性问题。在金钱至上的情况下，艺术水平的判断标准混乱模糊，变得非常势利——马蒂斯（Henri Matisse）远不如毕加索，梵高总是凌驾于莫奈、塞尚之上，张晓刚就比毛焰强……标准只有一个：价格。而普罗大众被摒弃在观看的黄线之外,没有任何置喙的机会。

"像买卖石油、汽车和果酱一样买卖画作,这有什么错吗?"尽管克制着近乎本能的道德厌恶,巴克依然谨慎地如此发问。《名利场》一书回答了这个问题吗？我不知道。但是我必须说,关于最近 150 年来的艺术市场,没有哪一本书比《名利场》更细致、更生动。是这本书告诉我:尽管波德莱尔(Charles P. Baudelaire)批评米勒(Jean Millet)画中装模作样的农民掩盖了现实的残酷,资本家仍将《晚祷》从 72 英镑抬到了 30 年后的 3 万英镑;印象派的开山之作《日出·印象》价格最低时不到 10 英镑,2015 年万达集团从苏富比拍卖行买一幅价值远不及此的莫奈作品却花了 2 041 万美元。《名利场》就像汽车的后视镜和雨刮器,帮我看清了资本的雨雾与艺术的光晕交织的前程来路。

这让我不由地想起一位画家朋友讲的笑话。某一年一个画商给他打电话,要来买画。由于他之前和朋友们约好去山里玩,便商定延后一日见面。游玩途中经过一座寺庙,朋友们都去礼佛烧香,画家也以随便的态度跟着大家一起拜了菩萨。第三天,画商如期而至,买走了画家手里的画。没想到消息传开,一个神话诞生了——自从画家去庙里烧了香,佛祖显灵,所有的画全卖光了!

## 逆转人生，绝非偶然

　　埃利奥特是一个普普通通的小男孩，出生在一个贫民区，那里除了随处可见的垃圾场，就只有锈迹斑斑的储油罐和肮脏的二手服装店。三岁那年，他家搬到里维尔(Revere)，还是落脚穷人聚集的地区。家里实在是穷，穷到没钱修补鞋底的破洞。冬天为了御寒，他和哥哥不得不饿着肚子早早地上床，用毯子和衣服把自己裹得严严实实。有一次因为拖欠房租，他们还曾半夜搬家，一路上父母都在为钱的事儿声嘶力竭地争吵。

　　那是 20 世纪 30 年代的美国，埃利奥特经历的，无非是一个穷人家庭的普遍命运。他的父母都是犹太人，父亲 8 岁时跟随家人从俄罗斯移居美国，13 岁辍学，在波士顿沿街叫卖袜子和内衣，后来攒钱开了一个小服装店。母亲也是俄罗斯移民的子女，父母经营着一家礼服出租店。婚后他们过了一段富足的日子,然而埃利奥特对此没什么记忆,因为他记事时正是经济大萧条最严重的时候,父亲的商店倒闭了,银行没收了抵押的房产,一家人跌入赤贫的困境。他最初的记忆就是坐在婴儿车里,被母亲推着前往四公里以外的救济站。回来的时候他得走路,车子用来堆放救济食品。

父亲把穷归咎于萧条,母亲则把穷归咎于父亲的好赌与无能,两人经常在餐桌前当着孩子的面吵闹,家中充塞着屈辱和怨愤。埃利奥特记得,一天深夜他起床上卫生间,看见父亲独自坐在餐桌边,双手抱头,泪流满面。

这样的家庭,物质上是穷光蛋,精神上也是穷光蛋。家里没有产生任何关于艺术、历史或政治的话题,除了一本《旧约》和几张希伯来语的祈祷文,再无别的书籍。母亲主要的消遣是广播剧,父亲的消遣是赌博,为此挪用公款差点坐牢。这让埃利奥特显得更加平庸,毫无个性可言。

读小学的时候,埃利奥特资质平平,胆小内向,从不主动发言,若被老师点名回答问题,总是面红耳赤、期期艾艾。有一次,老师罚全班同学抄写 50 遍"我再也不在课堂上喧闹",否则不准回家。埃利奥特抄到大概 30 遍的时候笔尖断了,吓得半死,眼看其他同学交了作业纷纷离开,他仍然一声不吭坐在位子上,不敢问老师可不可以削铅笔。在用牙齿去咬铅笔头的尝试失败后,他鼓起所有的勇气走到讲台前怯生生地问老师:"我可以用一下铅笔刀吗?"老师一把夺过铅笔,仔细观察后冲他厉声喝道:"果然不出所料,竟然咬断铅笔头来气我!"埃利奥特吓傻了,他说几十年后想起这事儿心里还会发抖。

出了校门,埃利奥特也是被人欺负的对象。在信奉天主教的贫民区,他家是唯一一户犹太人,本就饱受歧视,再加上他身板弱小,更是同龄人的攻击目标。放学后他常常避开人多的地段,选择僻静的小路回家。即便如此,还是会被高呼反犹口号的混子们揍得鼻青脸肿。

失败与挫折的感觉伴随着埃利奥特,直到1949年。那一年,他的父亲被诊断出白血病,三个月后撒手人寰,只活了47岁。去世之前,父亲向母亲道歉,说自己走得太早,丢下一家困苦的老小。他尤其抱歉孩子们的生活将更加拮据,尤其是17岁的埃利奥特,一无所长,如果没有他的帮助,肯定不会有什么出息。

转眼间10年过去,在一场欢送酒会后,想起父亲临终之言,醉中的埃利奥特泣不成声。他想告诉父亲,27岁的他婚姻美满,不仅拿到了斯坦福大学的博士学位,还准备到哈佛大学去任教。

这巨大的人生转变是怎么发生的?在自传《绝非偶然》

里,埃利奥特给出了他的答案。首先,他有一个非常爱他的哥哥。哥哥只大他三岁,却对他十分支持。哥哥强壮、机敏、幽默、自信、才华横溢,并一直希望把这些优点都传递给弟弟。他鼓励弟弟认清现实,既不要什么事情都装傻,那是自甘堕落,也不要自作聪明,因为没人会喜欢。他向弟弟展示自嘲和幽默的魅力,告诫弟弟要像绅士那样打好手中的牌——因为人生就像打牌一样,要从容得体,不能胡乱抱怨。他在弟弟的内心里埋下了一颗向往的种子,让弟弟懂得了追求人生中的意义。

父亲去世后,当亲戚们要求埃利奥特立刻去找工作时,是哥哥坚定地表示,弟弟必须去上大学,"我们都可以半工半读,不会花你们一分钱"。埃利奥特讨厌读书,高中的成绩单上除了 B 就是 C。是哥哥双手紧紧抓住弟弟的肩膀,用一句话点醒了他:"笨蛋,难道你真想过那种推着婴儿车在大街上闲逛的日子吗?"

的确,兄弟俩认识不少那样的年轻人:20 岁出头就娶妻生子,下班后推着婴儿车在镇上无聊地四处溜达。这一毛骨悚然的景象促使埃利奥特发奋学习,高三第一学期他的成绩就面貌一新。在接下来的 SAT 考试(美国各大学申请入学的主要参考标准)中,他取得了让所有人都惊讶的高分,从而得偿所愿成了一名大学生。

在大学里,埃利奥特找到了学习的方法,培养出批判思维能力,更明白了一个对他而言意味深长的道理:事实很容易被意识形态歪曲。在选修专业时,出于对贫困的恐惧,他还是选择了经济学,希望学到毕业后能糊口的实用技能。

一天下午,埃利奥特和女朋友一起喝咖啡。忽然女孩看了看手表说上课要迟到了,于是他决定陪她一起上课,这样他俩就可以手牵手地坐在教室的后排。没想到的是,这一堂课下来,埃利奥特的人生再次逆转——他决定转入心理学系。那堂课叫"心理学导论",教授者是亚伯拉罕·马斯洛(Abraham Maslow)。后来他回忆道:"那一刻,我失去了女孩,却找到了天堂。"

在埃利奥特的人生中,如此奇妙的转折还发生过两三次。大学快毕业时,他还不知道何去何从。他打算去当兵,一来有些收入,二来可以从长计议。未曾想幸运女神忽然降临,另一所大学的心理学家戴维·麦克莱兰(David C. McClelland)开设的一门小规模的硕士生专业竟无人申请。他向好友马斯洛求助,结果后者推荐了埃利奥特。在那里,埃利奥特学会了如何教学与研究。当他去斯坦福大学读博士,又遇到了他一生中最重要的导师列昂·费斯廷格(Leon Festinger)。后者提出的认知失调理论不仅深深打动了埃利奥特,还成为他长期致力的研究方向。

奇妙的是,埃利奥特在人生与学术上的三次偶遇:马斯洛、麦克莱兰和费斯廷格,都是最牛的心理学家。更奇妙的是,在20世纪100位心理学家的排名中,这个曾经毫无希望的小男孩堪与他们比肩——他的全名是埃利奥特·阿伦森(Elliot Aronson)。

《绝非偶然》之精彩,我在这里说不出百分之二三。事实上,这本书的丰富远远超过了人物传记的范畴,人生与思想水乳交融。就我的阅读经验而言,只有埃里克·坎德尔(Eric Richard Kandel)的《追寻记忆的痕迹》能超乎其上。另外,用"绝非偶然"来翻译"Not by Chance Alone"这个书名,大有商榷的余地。这一点,我想读过此书的读者都会同意。

# 纯洁的信念让人失去想象力

在谈论观念的重要性时,作家们常常引用经济学家凯恩斯的一段话,我也不例外。凯恩斯是这样说的:"经济学家和政治哲学家的观念,不管是正确的还是错误的,其影响力都要比人们通常以为的大。这个世界确实是由少数人操纵的。从事实践活动的人常常相信自己绝没有受任何观念的影响,然而实际上,他们经常是某些经济学家的奴隶。那些迷恋权力而将观念当耳边风的人,其实正在践行着若干年前某个蹩脚文人的胡思乱想。我相信,既得利益者的权力被大大夸大了,而观念潜移默化的力量则被低估了……不管是对于为善还是为恶,最危险的迟早是观念,而不是既得利益。"

当这段话再次出现在一本思想史著作的开头,我不会感到奇怪。奇怪的是,由于这本书讲述的大多数人在观念上都可以称为"凯恩斯的敌人",因而这段引文多少显得有些诡异。更诡异的是这本书的书名,作者丹尼尔·斯特德曼·琼斯(Daniel Stedman Jones)将其命名为"宇宙的主宰",讽刺的意味相当浓烈。

《宇宙的主宰》主要讲述的是一种观念的生成、演变与实践。这一观念往往被人们称为"新自由主义"(Neoliberalism)。与通常的观念不同,新自由主义的诞生有一个相当明确的时间与空间。它孕育于两次世界大战之间的欧洲,出生于瑞士韦威市(Vevey)的朝圣山(Mont-Pèlerin)。它起初命名于1938年,正式定名于1947年。就在这一年的4月,一群来自英国、美国、奥地利、德国、瑞士和法国的人齐聚朝圣山,决心把他们在二战中被迫中断的讨论继续下去,从而构建一种不同以往的自由主义理论,来回应这个在他们看来集体主义勃兴、个人自由遭到威胁的世界。也就在这次聚会中,这群人(据说有39位)组成了一个信奉新自由主义的国际社团,名为"朝圣山学社"(Mont Pelerin Society)。

加入朝圣山学社的绝对都是精英。他们中既有坚定的经济学家路德维希·米塞斯(Ludwig von Mises),也有新锐的哲学家卡尔·波普尔(Karl Popper),还有渊博的化学家迈克尔·波兰尼(Michael Polanyi),然而毋庸置疑的是,唯有经济学家弗里德里希·哈耶克(Friedrich Hayek)才是朝圣山的"宙斯"。他是学社的召集人和组织者,是他吹响了集结号,把具有共同信念的精英们聚拢在一起,也是他筹措资金、设置议程,让大家的讨论始终聚焦于一点——捍卫自由,并促使他们在创立声明中如此发言:"朝圣山学社的成员对自由的理解的核心是,鼓励、维持并保护自由市场资本主义。这才是西方民主制度的定义性特征。"

尽管"Neoliberalism"一词隐含着复兴古典自由主义传统的涵义,然而无论如何,将自由与自由市场资本主义画上等号绝对是一种前所未有的观念。表面上,新自由主义者奉休谟、斯密和密尔为圭臬,但实际上这些思想家从未发表过如此激进的观点。另一方面,把柏拉图、黑格尔一并视为自由的敌人,在此之前也闻所未闻。就像琼斯写的那样,任何声称启蒙运动是新自由主义的天然盟友的说法都是谎言。新自由主义者这么做,基本上是出于策略的考虑——把自己的观念放入一个可以追溯到启蒙运动的思想谱系中,显然有助于掩饰新自由主义思想与启蒙思想乃至古典自由主义思想之间的歧异。

在这些问题上,琼斯借《开放社会及其敌人》《官僚体制》和《通往奴役之路》这三本朝圣山学社的"圣经",做出了精到的分析,并揭示了新自由主义者的本质——他们并非求真的学者，而是信念的战士。

朝圣山学社成立没几年，铁幕降下，冷战爆发，战士不再寂寞。新自由主义与保守主义、反共思潮一起，构成了20世纪50年代西方政治的主流。到了70年代，它更是一跃而起，成为对西方（尤其是英美）政治、社会、经济政策具有支配意义的思想力量。

这一切是自然而然发生的吗？还是历史的偶然？又或者说，还有某些因素在起作用？在我看来，《宇宙的主宰》最精彩的部分莫过于此。琼斯抓住了要害——作为一种新颖的观念，新自由主义从少数精英的头脑散播到现实世界的诸多领域，绝不简单。

我曾在《思想光谱》一书中指出，观念是一种稀缺的思想资源。它就像电脑程序的源代码，由少数人创造，经一些人传播，为多数人共享。哈耶克就特别重视观念的传播环节。他把记者、教师、牧师、作家、艺术家等知识分子挪揄为"倒卖观念的二道贩子"，但同时又认为，这些人虽然不是某个领域的专家，却崇拜印刷品，擅长概念的重复，因而是观念传播的关键人物，只要争取到这一部分人，让他们皈依某一套信念，就能通过他们的公共活动，把观念传播出去。所以，哈耶克完全赞同凯恩斯对观念的表述。他除了引用这位学术对手的原话外，还特别强调："长远来看，是观念，因而也正是传播观念的人,主宰着历史发展的进程。"

事实证明,他的这个看法影响了不少人,并在新自由主义的传播中起了非常重要的作用。不过,就实践而言,哈耶克的力量在 20 世纪 60 年代开始大幅消退,直到 1974 年获得诺贝尔奖时才"起死回生"。这一时期,经济学家米尔顿·弗里德曼(Milton Friedman)接下了传播大任。这位朝圣山社员信念坚定,口才非凡,还具有强大的社会活动力,堪称新一代的领袖。在他的领导下,新自由主义不仅成为强大的政治思潮,还构成了一个制度性的架构,从而在观念竞争中傲视群雄。特别是 20 世纪七八十年代,身居要职的新自由主义者开出了大量政策处方,从而把他们的观念像肾上腺素一般注射到国家的体内。撒切尔夫人与里根治下的英美,特别能展示这一荣景。

然而,观念既然是稀缺的思想资源,那么它也会跟别的资源一样,很难避免因过度开发而衰竭的命运,新自由主义亦如此。观念衰竭的明显特征是在自身的传播中,变得越来越扭曲,越来越教条,也越来越"纯洁"和僵硬。与此同时,传播观念的人和运用这个观念的人也都失去了想象力,只是依靠清单式的戒条,来维系一种帮派式的认同与团结。

具体到新自由主义者,他们的戒条就是所谓的"华盛顿共识":减税、自由贸易、私有化、取消管制以及加强私有产权的保护。而这一共识在经济学家斯蒂格利茨（Joseph Stiglitz）、克鲁格曼（Paul Krugman）等人批评其为市场原教旨主义之前，已经遭到了卡尔·波普尔的质疑。作为朝圣山学社的创始成员、新自由主义的奠基者之一，波普尔晚年曾对媒体表示，自由市场被神化了——可惜他的抱怨早了二十多年。

# 玻璃：超越人的尺度

清晨起床第一个动作就是拿起枕边的眼镜，作为高度近视者，这是我数十年的习惯。然而我几乎从未想过，架在鼻梁上的眼镜有何故事可言。这也难怪，我也是不自觉的"习惯信徒"，总以为一个事物已经出现，就注定要出现；一个事件既然发生，就必然会发生。这种把偶然当必然的"后见之明"，虽说是安慰自己的幻觉，但也赋予行为以连贯性与统一性。要知道，没有这样的统一性和连贯性，每个人的生活都是难以维系的。

想到眼镜，必从玻璃谈起。记得科学家马克·米奥多尼克（Mark Miodownik）写过，最早的玻璃是大自然的造物。当闪电击中沙漠，会产生超过 10 000 ℃ 的高温，沙子熔化，复又冷却，就会形成玻璃。由于沙子受热不均，兼有大量杂质，故而这类玻璃外表粗糙，色如焦炭。但利比亚的白色沙漠全是纯粹的石英,那里的玻璃晶莹剔透,估计产生于陨石撞击的极高温度,其材质跟现在的人造玻璃并无二致。考古发现,埃及法老就用 2 600 万年前的这种沙漠玻璃制造他们的皇室图腾圣甲虫。

第一块人造玻璃出自谁手无从考证。由于熔化沙子需要超过 1 200 ℃的高温,而普通的火焰温度在 800 ℃左右,因此可以想见,玻璃受制于燃料和熔炉等重要条件。也就是说,它的年代不可能像陶器那么久远。后者的历史有 29 000 年之久,而据估计,玻璃的起源最早也就是公元前 8000 年。因为那时候的陶器开始上釉,而所谓"釉",即覆盖于陶瓷表面的玻璃质薄层。

古罗马人在制造工艺上有非常大的突破,他们懂得用泡碱(碳酸钠)做助熔剂,降低沙子熔化所需温度的同时也降低了制造成本,从而把大量玻璃制品销往世界各地。他们甚至发明了吹制技术,能够制作精致而透明的玻璃酒杯。

在《玻璃的世界》一书中,这段历史是作者探讨的真正起点。因为在历史学家艾伦·麦克法兰(Alan Macfarlane)和格里·马丁(Gerry Martin)看来,谁发明了玻璃无关紧要,关键要看这门技术的使用对人类生活带来的影响。他们说得对,如果火药现在仍然只是爆竹的填充物,指南针的用途依旧局限于看风水,那么这些东西的发明就没多少称道的价值。两位学者指出，玻璃的发明或许出自偶然，却是塑造现代世界必不可少的条件。事实上如果没有玻璃，人类对世界的理解不会达到今天的水平——有人列举了塑造现代社会的20项伟大的科学实验，其中16项离开玻璃就难以完成。想想看，没有试管、温度计、显微镜、载玻片、虹吸管和三角瓶等玻璃仪器，还能做什么实验？

20项科学实验里却没有中国人的身影，不得不说，这跟忽视玻璃的价值有直接关联。其实，玻璃技术传入中国不算晚，在春秋战国时期的贵族墓葬中，不时发现烧制而成的玻璃饰品。在此之后的中国，玻璃也不曾缺席。然而大多数学者都承认，中国人从来没有重视过玻璃这种材料。米奥多尼克是这么说的："在罗马帝国瓦解后，中国人的材料技术发展足足领先西方1 000年。他们在纸、木材、陶瓷和金属的发展上都是专家，却独独忽略了玻璃。"有人认为，是陶瓷这类工艺产品"竞争性地垄断"了中国人的兴趣。

没有玻璃技术，就没有科学革命，这一点，应该作为一个重要的数据纳入天问式的李约瑟难题。然而，一种制造技术或工艺产品也许能部分地改变我们的认知，但要撼动整个思维模式或知识传统却非常困难。《玻璃的世界》做过中日文化的比较。作者发现，康乾时代，王公贵胄曾被耶稣会士献上的玻璃制品吸引，但自始至终，中国人都没有探究玻璃技术的兴趣。差不多同时代的日本人却对此燃起极大的热情,把玻璃运用到了日常生活的各个领域。当时的西方人观察到:广东人搜集西方玻璃制品的碎片,把它们熔化后制作成小玩具,但对玻璃的天然原料是什么兴趣全无;而日本人很快学会了吹制玻璃,还生产眼镜和显微镜。麦克法兰等人的结论是,一门技术的实际运用,"取决于隐性的文化因素和社会因素"。

影响技术运用的文化因素和社会因素都包括哪些?《玻璃的世界》没有给出完整的答案,但读者的疑惑可以从"眼镜与视觉困境"这一章里得到部分化解。一位马嘎尔尼访华使团成员注意到,中国人很爱配戴眼镜,但镜片全是天然水晶,且两面水平,仅有遮光的作用,而无矫正视力的功能,可见"全然不懂光学原理"。另一位传教士考察了中国人采用天然水晶制作眼镜的工艺后更觉困惑,欧洲的玻璃眼镜早在15世纪就引入中国,为何中国人偏偏舍弃制作玻璃眼镜的方便之路,而用一种加工不易的昂贵材料代之。麦克法兰等人暗示,这里存在一个互为因果的悖谬关系:注重阅读的儒家文化造成了远比西方社会更多的近视患者,而近视患者反过来强化了儒家文化的独特性。这样的近视患者从此"寓居在一个更加激越、更加亲密、更加意味隽永的世界里",反倒对现实世界失去了兴趣。

对于我这样的高度近视来说,麦克法兰的结论显得政治正确,却难免有点儿"逆向东方主义"。事实上我更同意格里·马丁在此书中对儒家文化的另一种表述:"设界有余,渗漏不足。"玻璃原本可以让我们超越人的尺度,看到更宏大与更微小的事物。而在一个没有玻璃的世界,人们困在目力所及的界限里,看不到更多的事实,也磨灭了求真的好奇。

# 当浪花飞溅，礁石不再坚硬

打开手机的天气应用，屏幕上除了气温，边上可能还会显示一行小字——降水概率：40％。是否有人认真想过，这究竟是什么意思？

一位气象学家做过调查，答案花样百出。一些人认为，40％的降水概率意味着明天 40％的时间会下雨。还有人表示，明天 40％的区域下雨才是正确答案。甚至有人说，这就像一个民主投票的结果——6 个气象学家说不会下雨，4 个气象学家说会。

当然也有谨慎的人认为，40％的降水概率指的是，"在历史上具备这种气象条件的日子里，只有 40％的天数会下雨"。即便如此，这个答案也不全对。实际上，降水概率的准确含义是：在发布这样的天气预报的日子里有 40％的天数会下雨。也就是说，传统的天气预报是这样完成的：如果今天下雨,气象学家会查看天气数据库,与相似气象条件下的降水实例进行比对,从而预测明天下雨的可能性。

这是一种单纯的统计方法,仍然谈不上精确。气象学家一直在寻找更精确的预测方法,最好是能开发出可以逼真模拟天气变化过程的模型。然而,当人们对概率的理解本身就有问题的时候,再准确的天气预报又有什么用呢?

美国国家飓风中心有一位年轻的气象学家,负责运输业的飓风预警。他熟悉天气预报的知识,也懂得飓风的危害和应急管理,但在卡特里娜飓风(Hurricane Katrina)来临之前,他却说服不了自己的母亲从新奥尔良撤离。

极端天气不是常态,淋一场意外的雨对普通人而言也算不上不幸。不过假如一张药品说明书上写着"服用此类药物的人,其性生活出现问题的概率是30%",你又会做何理解呢?是30%的患者服用此药会出性生活问题,还是说一个服药者的性生活有30%的概率会出问题?关键在于,必须搞清楚一个陈述中的"指代词",即"具体指的是什么的概率",否则得不到多少有意义的信息。

指代词如果不清楚,我们就会混淆两种截然不同的风险——绝对风险与相对风险。假如一个医生警告你,口服某一类抗生素会使肌腱断裂的风险增加一倍,即100%,你该做何反应?正确的反应是,你应该问他,这里的100%是跟什么比？也许他会说，是与口服青霉素相比。如果你继续问，口服青霉素导致肌腱断裂的概率是多少？估计他就答不上来了。实际上，医生口中100%的风险指的是相对风险，而非绝对风险。据我所知，这一类抗生素导致严重不良反应的实际发生率为220万分之一，它带来的绝对风险肯定会非常小。

因此，德国马普人类发展研究所的社会心理学家吉仁泽(Gerd Gigerenzer)提醒，当我们谈论风险时，任何情况下都不要忘了追问一句：这件事的绝对风险增加了多少？在《风险与好的决策》一书中，吉仁泽指出，恐怖主义正是利用人们面对风险的慌乱来制造恐惧的。本·拉登就曾兴奋地表示，基地组织只花了50万美元就让美国付出了至少5000亿美元的代价，也就是说他们每投入1美元，就有100万美元的回报。

但是，和大多数专家的看法不同，吉仁泽不认为人们在概率和风险方面的无助是理性匮乏的结果。在这一点上，他与丹尼尔·卡尼曼(Daniel Kahneman)的观点针锋相对。后者把人类的决策机制分为"系统一"和"系统二"，认为相较于"系统二"的理性特征，非理性的"系统一"更容易犯错。吉仁泽对这位诺贝尔经济学奖得主很不以为然。他的看法是，把错误归咎于非理性的大脑纯属偏见，理性也好，非理性也罢,都是人类的天赋,没有优劣之分,关键看是否用对了地方。因此他说:"人类并不愚蠢,真正的问题在于,我们的教育体系在培养人们认知风险的能力方面存在盲点。"

要让人们具备认知风险的能力,首先需要我们放弃确定性的错觉。人类讨厌不确定性,害怕未知,担心那里面包含着危险,故而希望甚至相信一切都是确定的。这种对确定性的过度需求是风险认知的最大阻碍,它导致人们想当然地把确定性与知识画上等号。殊不知,这世上会发生什么事情,有一些我们能够知道,有一些我们能够预测,还有一些我们注定永远无法知晓。你或许觉得自己终有一天会结婚,但你永远不可能在爱上某人之前就清楚自己的对象是谁。在谈到自己的丈夫理查德·伯顿(Richard Burton)时,伊丽莎白·泰勒(Elizabeth Taylor)表示,没有什么能把他俩分开,十年之后他们依然是夫妻。五天后,他们就离婚了。

科学一直想把人类从命运女神的掌控中解救出来,并力图用因果关系来取代偶然性。命运女神的反击则是用偶然性侵蚀了科学本身。二者的争斗从 17 世纪延续至今,其间发生过所谓的"概率革命",诞生了"驯服偶然"的概率论和统计学。然而,它们的较量永无止境,就像海浪冲击礁石,礁石斑驳,浪花飞溅。

很少有人意识到，在这场命运与知识的对决中没有胜者。作为描述偶然性的工具，概率和统计应付已知风险还能差强人意，用来对付未知风险——也就是吉仁泽所说的"不确定性"，却有些勉为其难。然而，人们并不理会风险与不确定性的关系，他们利用数学从风险中牟求利益。获取的利益越多，人们越相信一切都在自己的掌控之中。可一旦遭遇不确定性，人们又会惊慌失措，并推卸责任。

在这种根深蒂固的矛盾心理的支配下，发生过很多可笑可悲的事情。有证据表明，为了迎合人们对确定性的渴求，在数据上动手脚的事情比比皆是。例如气象部门极少确切地预报降水概率为50%，因为这个数字让人觉得模棱两可，难以接受。专家们会用四舍五入的办法把数据"调整"成60%或40%。有商业利益的气象频道更加离谱，如果实际预测的降水概率为5%，他们一般会改为20%，因为他们懂得受众的心理——相较于预报的真实性，人们更容易对意外耿耿于怀。如果预测一开始就把意外尽可能考虑进去，大家就不会责怪天气预报过于宽泛了。一位气象专家解释说："假如预测是客观的，没有任何偏向，那我们的麻烦就大了。"

气象专家的顾虑不是毫无理由的。2014年，6名意大利科学家就因为对2009年拉奎拉（L'Aquila）的地震做出

103

了"肤浅而模糊"的风险评估被判过失杀人罪。事实上,如今的法律体系明显滞后,跟不上这个杯弓蛇影的世界了。

夸大风险,保护自己,逃避责任,这一系列消极的、防御性的心理和行为,背后有着十分连贯的逻辑。在《风险与好的决策》里,吉仁泽把这层窗户纸戳破了。除了演化中造就的深埋在人类基因中的恐惧,文化也在风险认知中扮演着重要角色。据他统计,在很多国家,防御性的医疗行为已达到疯狂的程度。由于害怕惹上官司,美国医生通常不会为患者提供最佳的医疗方案。相反,他们会让就医的人做不必要的检查和不必要的手术。在美国,每年会实施250万例毫无必要的手术。吉仁泽总结道:"没有任何国家像美国这样如此频繁地伤害公民的身体。"但是,这样的伤害不会负任何法律责任。当法网越来越密,律师越来越多,像这样的过度医疗,就不会仅仅发生在美国。

与逃避责任的逻辑相似,追求利益也会扭曲人们的风险认知。事实上很多企业,特别是制药企业很不喜欢简单直白的语言,而乐意使用复杂难懂的概率和统计。因为通过操弄数字,他们可以获取更多的好处。

在风险认知中,文化的作用几乎是全方位的。譬如一个法国人头痛疲惫,还有点儿消化不良,法国医生往往将其诊断为肝脏上的问题,这个让法国人放心的答案,换作一个美国人多半会心神不宁。而德国人若有同样的症状，德国医生通常认为是心脏的问题，是有点儿血流不畅。病人会对这样的诊断很冷静，换作其他国家的患者却未必。美国医生针对类似的患者，得出的结论一般则是病毒感染，这个让德国人或法国人受不了的诊断，对美国人来说毫不困难。因为他们觉得，如果病症源于外敌入侵比身体内部出现问题要容易解决得多。可见，社会学习是风险认知的重要组成——别人害怕什么，你就会害怕什么。

那么，究竟应该怎样正确看待风险并做出成功的决策呢？吉仁泽的答案是"直觉"：一种基于经验的无意识的智慧。关于这个观点，《风险与好的决策》花了相当多的篇幅。不过我觉得，吉仁泽在这方面的写作比他之前的几本著作要逊色许多，尤其是他的《简捷启发式》和《成败就在刹那间》。后一本书的最新译本干脆改成了《直觉》，副标题是"我们为什么无从推理，却能决策"。然而在本书中有一部分很精彩的内容，是吉仁泽别的书中没有多加讨论的，准备找对象的年轻读者不妨找来读一读。

# 为什么谎言比真相跑得快

马克·吐温说,当真相还在系鞋带,谎言已经跑遍了大半个地球。作家的话意蕴丰富,我试着展开一二。

谎言之所以比真相跑得快,一个原因如作家所说,那是由于真相要"系鞋带",它在传播之时,有一个去伪存真的过程。然而,仅凭光着脚丫抢跑,谎言就足以胜过真相吗?还是说,存在更多的理由?

表面上看,真相也好,谎言也罢,它们都是信息。而只要是信息,就得遵循信息传播的规律。可是,如果我们简单地以为,信息传播只是一个由传播渠道、媒介和传播代码构成的线性过程,那就错了。因为在信息接收与反馈的那一端,往往对应着一团奇异的神经细胞:人脑。

拜自然所赐,人类的大脑卓尔不群,但这个思维的器官绝非无所不能。基于成本与收益的考量,大自然对人脑的信息处理机制进行了"改造"，来应付环境的巨变。所谓系统1与系统2的区分就是这么来的。通常情况下，帮助我们处理信息的是快捷的系统1，它是自动化的、无需意识参与的低功耗模式。只有在复杂状况下，我们才会动用高功耗的完整模式，也即自主控制的、有意识参与的系统2。

毫无疑问，大自然的改造非常成功，使人类具备了高度的环境适应性。然而就像任何生物的演化一样，这种适应不是没有问题的，它导致人类成为过于倚重系统1而舍不得动用系统2的"认知吝啬鬼"（cognitive miser）。即便不算缺陷，这一认知功能的特点也更有利于谎言而非真相的传播，尤其在这个信息泛滥的时代。

心理学家埃利奥特·阿伦森（Elliot Aronson）认为，与谎言一样，现代宣传的基础就是对"认知吝啬鬼"的充分利用。这只"鬼"在认知上的简单、懒惰、偏见、刻板、情绪化、自满以及自圆其说的天性，统统都是宣传最需要利用的东西。

当然，阿伦森并没有鲁莽地把宣传与谎言完全等同起来。但就像他指出的那样，宣传的目的不是为了信息接收者的利益，更不是为了传播真相或知识。这一关键点，把宣传与谎言捆在了一起，而使它和教育区别开来。事实上，阿伦森给宣传的定义很明确，就是娴熟地运用图像、标语及其他象征符号，作用于人类群体的偏见与情感的"心理操纵"。

它是一种主导现代社会的大众劝导,宣传者利用这种方式,其最终目标是让人们神不知鬼不觉地接受他的想法,还以为那些想法是自己的。

　　或许是因为"执行力""自控力""影响力"等概念很有市场,阿伦森与安东尼·普拉卡尼斯(Anthony Pratkanis)合著的 *Age of Propaganda*(宣传时代)被中国的出版社翻译成了《宣传力》,很容易让人误会这是一本管理学或成功学的书。其实不然,作者重点讲的是现代社会中权力关系的一种运作方式。这种方式有各种名称——宣传、营销、广告、公关、劝诫等等,实质上都是基于信息传播的心理操纵。

　　让一些人服从另一些人,离不开心理操纵。因而可以想见,宣传的历史源远流长。不过"宣传"(Propaganda)这个字眼出现得比较晚。1622 年,针对宗教改革运动造成的人心浮动,罗马教皇创立了一个最高级别的宣教机构,名为"圣道传信部"(Sacra Congregatio de Propaganda Fide,即今天的万民福音部),首次用"Propaganda"来表达劝诫和教育的含义。在拉丁语中,这原本是一个农业术语,意思是播种或繁殖。明末清初,西方传教士借汉语里原指政令传达宣布的"宣传"对译了"Propaganda"。当然,在新教徒看来,这可算不上褒义词。

　　直到近代,源自宗教的宣传概念才逐渐具有了政治含义,而在第一次世界大战之前,它的使用频率相当低。宣传一词在战争期间及之后盛行,本身就说明国家权力越来越强大的趋势。相较于传统的统治者,现代国家要对大众施以无远弗届的动员、管理和规训,没有宣传怎么行。

有意思的是,《宣传力》一书不认为1622年对于宣传有多么重要,反倒认定历史教科书上不怎么引人注目的1843年才是现代宣传的正式"生日"。因为在这一年,一个名叫沃尔尼·帕尔梅(Volney Palmer)的年轻人在费城开设了第一家广告代理公司。作者似乎在暗示,当褒贬不一的"宣传"被中性十足的"广告"代替,真正的宣传时代才拉开了大幕。这让我想起刘海龙在《宣传:观念、话语及其正当化》里说的话:"从宗教到政治再到商业,宣传概念的含义变迁从一个侧面反映了社会权力的转移。"

连著名的广告人阿尔·里斯(Al Ries)也承认,我们这个时代的宣传泛滥成灾,"传播过头"了。一个中世纪的虔诚教徒一生才听3 000次布道,而如今一个普通美国人一生要接触700万个广告。还有一则新闻值得一提:《牛津英语词典》宣布"后真相"(post-truth)成为2016年年度词汇,这个词的使用率比2015年增长了2 000%。所谓"后真相",难道不就是谎言的委婉说法吗?

正如我在文章开头讲的那样,《宣传力》的重点不在罗列种种宣传现象,而在于揭示宣传中最紧要的一环:受众心理。因为阿伦森等社会心理学家早就发现,谎言的效果很大程度上依赖于信息接收者收到信息时的心中所想。而那些人当时的想法,就"认知吝啬鬼"的特征而言,原则上是可以把握的:大脑有限的认知能力使得我们在处理信息时偏爱直觉、依赖经验,并总是把自己的思想和行为包装得圆满合理。只要围绕这些东西做文章,宣传既不神秘,也非难事。

希特勒在《我的奋斗》中写道:"(宣传)的效果在极大程度上必须瞄准情感,而只有非常有限的部分针对所谓的智力。我们必须避免对公众智力有过高要求。大众的接受能力十分有限,他们的智商很低,但是他们极其容易遗忘。基于这些事实,所有有效的宣传必须被限制为少数观点,并且必须对这些标语反反复复老调重弹,直到公众的最后一个成员都参悟到你通过口号想让他明白的东西。"虽然手段有些过时,但希特勒显然很早就明白,谎言必须利用人脑才能起作用。

《宣传力》细致地揭示了谎言赛过真相的理由,可是就像作者哀叹的那样,欺骗无处不在,无孔不入,人们根本没有时间和资源去一一揭穿。怎样抵御谎言,如何警惕宣传?300多页的书,只拿出了十几页来讨论,这实在太单薄了。希望有更多的学者投入到这一领域中来。

辑二 | 记忆之谜

# 从国家认同里搭救个体记忆

　　一则颠覆性的科技新闻让我重新关注"记忆"这一话题。来自麻省理工和理化学研究所的美日科学家在《科学》上宣称，他们的实验表明，过去人们公认的记忆规则很可能完全错了——原来的说法是，先有短时记忆，后有长时记忆，二者的关键联系是海马体。在那里，短时记忆被加工成长时记忆，然后储存在皮层之中。如今他们的解释是：当信息进入大脑，一开始就形成了两个一模一样的记忆拷贝，一个存在海马体，供当下使用，另一个则由皮层永久保存。

　　原有的解释主要基于脑损伤患者的医学研究。那么，现在的解释能够彻底推翻过去 60 年的研究成果吗？我觉得还需审慎。因为现在的结论是基于小白鼠的动物实验，未及人类，同时科学家也不否认海马体很可能在记忆机制中仍然扮演着关键角色，至少有利于长时记忆的"成熟"。

记忆研究中的复杂与反转,折射出科学家的求真精神。正是与他们的比较,我才对滥用"记忆"一词的人文学者感到难受。也正因如此,我才建议,在涉及集体、国家、社会等大词之时,最好不要动辄拿"记忆"说事。很多时候,罗兰·巴特所谓的"神话"比"记忆"更接近事实。起码神话的定义很明确:"一个社会构建出来以维持和证实自身存在的各种意象和信念的复杂系统。"

在此之前,德国哲学家恩斯特·卡西尔(Ernst Cassirer)就已经准确地把论述政治的著作命名为《国家的神话》。同样的道理,像《记忆的战略》这样的书名,换成《国家神话的战略》更合适。因为它讨论的其实就是一个社会组织为了维系自身存在如何构建信念系统的过程,一如作者给出的副标题"国家认同建构中的修辞维度"。是的,如果嫌神话这个词太直白不好听,用"认同"也是可以的。

国家不是天生的,人们不会对它有自然而然的归属感。因此国家会运用各种办法,促使人们对它产生认同。这种建构国家认同的普遍现象早已有人论述,譬如《想象的共同体》,那是一本揭示"民族国家"建构的经典著作。可是,很少有人详细叙述国家认同的具体建构过程,行政的统一、符号的操纵、历史的修正、身体的规训、观念的培育等等,这些手段究竟如何运用,效果怎样,这都是很有趣的课题。《记忆的战略》的价值就在这里，它的重点不是国家认同的宏观概括，而是分析过程中不可或缺的一个维度。

M. 莱恩·布鲁纳（M. Lane Bruner）把他关注的这个维度称为"修辞"，体现了一个学者的审慎态度。修辞原指运用诸多手法达到较好说服效果的语言技术，也就是过去人们常说的修辞术或雄辩术。但作者在《记忆的战略》里讲的修辞维度，不像比喻、借代、反讽那么简单，也不仅仅是为了更准确、更动人的表达而使用的技术。他所谓的修辞，更接近于叙事本身。用大白话来说，它几乎包括了故事创作和故事技巧的全部内容。而这些内容，不但需要语言学、叙事学，也需要符号学和心理学，其目的是充分利用话语，针对被说服者的认知特点，达成有利于说服者的心理操纵，而这种心理操纵往往会成为国家认同的心理基础。

布鲁纳截取了几个国家的历史进程，来讨论修辞与认同之间的关系。他分别论及了三个国家：柏林墙倒塌前后的西德、苏联解体后从计划体制向市场体制过渡的俄罗斯，以及 20 世纪 90 年代意图从加拿大独立出来的魁北克。作者明确指出：西德的国家认同叙事建立在将自身定义为纳粹主义受害者的基础之上；俄罗斯的叙事策略是把摆脱苏联解体阴影、拥抱叶利钦的经济政策与"民主"画上等号；而魁北克人追求独立的深层动机历来是"保护法裔加拿大人的文化免遭英裔加拿大人的霸权影响",但国家认同的修辞策略却是保护"多元文化主义"。

历史事实总是无法完整地嵌入国家认同的叙事模式,然而人们心甘情愿削足适履的程度,仍让我惊奇。1985年美国总统里根访问西德时向公众表示,那些参与二战的年轻的士兵也是纳粹主义的受害者。明知他的话有悖于事实,但西德人为之鼓舞。他们觉得里根清晰地传递了一种联邦德国"没有纳粹"的善意,能让所有西德人摆脱内疚,重拾民族自豪感。

与里根的言论形成鲜明对照的,是西德联邦议会议长耶宁格(Philipp Jenninger)在1988年纪念"水晶之夜"50周年的仪式上发表的演讲,它被时人形容为一场灾难。如果概括演讲内容,耶宁格似乎一点儿都没错:追问当年德国人被纳粹主义蛊惑的原因,同时强调德国人应该直面历史、勇担责任。然而事实却是,演讲尚未结束,就有五十多位议员离席抗议,所有媒体都指责他言语不得体,缺乏对历史的理解,而他本人也在演讲后的第二天黯然辞职。

布鲁纳认为,耶宁格的"失败"不只在于演讲方式糟糕和逻辑紊乱,更在于他违反了西德人默认的国家认同叙事的所有原则。例如不得具体讨论纳粹主义的起因或暗示纳粹主义在德国存在历史的延续性;没有保持批评纳粹的距离感，也未能及时充分地赞美当下的民众，更没有把当年的加害者与受害者截然分开。很显然，耶宁格完全不明白，在国家认同的修辞策略中，"错不在我"的社会心理是绝对不可轻视的。

不过，布鲁纳对"记忆"这个概念不假思索的误用还是有可能会造成理解的混乱。其实，就像我说过的那样，神话、认同、叙事、心理，哪一个词都比"记忆"更准确。因此我觉得有必要再强调一下，根本就没有集体记忆这回事。

那么，为什么人们喜欢滥用"记忆"？首先是因为"记忆"具有很强的隐喻性(metaphorical)。它是一个非常鲜活生动的修辞手段，可以成为众多事物的象征或比喻。尤其当人们对群体持一种"社会有机论"的态度时，"记忆"就更容易被利用。而实际上有些时候，"集体记忆"就是"历史理解"的修辞；而在另外一些场合，"集体记忆"又成了"民族意识"的喻体。

在《记忆的战略》里常常提到的"公共记忆"也是这样，逃不脱把群体当身体的观念大前提。殊不知，当一个群体被看作一副身体时，每一个个体自然就成了部分，乃至细胞，生生灭灭无关宏旨，甚而死不足惜。若是与群体不合，被视作不洁、病变、癌细胞，那也是顺理成章的。

除此之外，个体记忆的某些特点恰恰是遭人利用的弱

117

点。譬如空洞的熟悉感、信息处理的过载状态等。还有一种社会心理现象，也值得一提，那就是丹尼尔·韦格纳（Daniel Wegner）于 1985 年提出的"交互记忆系统"（transactive memory system）。他认为，长期生活在一起的人可能会进行记忆的分工，需要时还会共享分别存储的记忆。也就是说，一个人可以让另一个人保存某个信息，此后可以通过向后者询问的方式获得这个信息。那么，"交互记忆"是不是所谓集体记忆的基础呢？答案是否定的。实验证明，恋人、朋友以及家庭成员之间，的确存在"交互记忆"的活动，但这种记忆方式仅限于在成员彼此高度信任的前提下。即便如此，这种记忆仍然不大可靠。韦格纳承认，从逻辑上讲，交互记忆的可能性建立在个体的"元记忆"基础上。换句话说，你不但要了解自己拥有哪些方面的记忆，还得了解别人拥有哪些方面的记忆，才能在解决问题时知道求助于谁，这本身就是一个社会沟通中的普遍困境。从另一个角度看，这恰好证明集体记忆的不可能与不可信。

# 当一种文化失去初心

生活在东非大草原上的马赛人(Maasai)约有 90 万人，这个牧猎民族迄今仍保留了不少独特的文化习俗。譬如红色的"束卡"(男子装束)、多彩的"坎嘎"(女子装束)，以及大到垂肩的耳洞。然而和这些相比，最令我费解的还是马赛人的门牙，要么一颗，要么两三颗，总是有所缺失。并非龋齿，也非意外，它们都是在健康状态下被人为拔掉的。

为什么要拔掉健康的牙齿呢？马赛人自己的解释通常分两类，一类说法是为了美观，另一类说法关乎礼仪，将其视为成年标志。但我不认为这些解释完全合理。要知道没有现代的医学条件，用鱼钩拔牙不但血腥痛苦，感染的风险也极大，甚至可能丧命。再说他们拔牙时的年龄相当小，早到四五岁，跟成年礼也没什么关系。

还有一种解释估计是"舶来品"。一位从事旅游业的马赛人表示,尽管拔牙的痛苦让他毕生难忘,但为了给生病的人灌药和给食,过去的人们却不得不这么做。可他并没有说明,在生病时他是否真的因拔牙而受益,以及有多少马赛人因此而得救。毕竟,牙关紧闭无法进食(很可能是破伤风的主要症状)不是一个人或一个社会群体的常态。

马赛人的拔牙习俗尽管独特,却不是孤例,事实上和他们比邻而居的民族也这么干。只不过他们中有的拔臼齿,有的拔犬齿,还有上牙、下牙之分,因此可以想见,不同的拔牙方式,可以作为群体之间区分你我的标志。这种区分的意义,对斗争酷烈的传统部落而言,当然很重大。可是显然存在更有效的区分方法,文身、羽饰、旗帜等等,哪一样都比牙洞更加醒目,所以我不认为拔牙习俗来源于此。鉴于这种行为在群体中的无性别和普遍性,用性选择的累赘原理解释也有些勉强。

回望历史,拔牙文化曾经遍及全球,埃及、几内亚、印尼、越南等地都有相关的考古发现,类似的文化一直延续到半个世纪前。中国的考古工作者就注意到,6 000 年前的大汶口文化盛行拔牙之风。据他们统计,在发掘的墓穴中,拔牙者占总人数的七成左右,年龄在 12 岁到 25 岁之间,不分男女。拔去的牙齿,都严格限定在上牙,主要是上颌一对侧门齿。之后的考古研究又发现,在长江中下游地区,同属新石器时期的遗址中，拔牙的习俗屡屡可见。这些发现，也印证了典籍里关于"凿齿"的种种记载。例如《管子》中就有少年拔掉牙齿冒充成人参战的记载。《新唐书》还做出类似马赛人拔牙原因的推测："又有乌武獠，地多瘴毒；中者不能饮药，故自凿齿。"

拔牙的原因没有定论，在我看来，这很可能是文化"趋同演化"（convergent evolution）的典型案例。执着于原因的种种猜测，反倒会掩盖一个更加重要的问题：为什么一个即便曾经有益，之后却有损个体，且对群体没有明显好处的行为，能够成为一种传承和延续的习俗？我认为只有正确地回答这个问题，才能让我们真正理解所谓文化究竟是怎样形成，又是如何代代相传的。

存在两种思路。社会学家默顿（Robert K. Merton）在《社会理论和社会结构》里写道，人类的行为会不知不觉地遵行"功能自主性"原则：尽管这些行为一开始是因为别的理由而形成的，但是在特定的条件下，人们会忘记它们原本只是实现目标的手段，而把它们当成了目标本身加以维护。马赛人的拔牙习俗，或许就符合这一功能自主性原则。很多文化现象也都可以做如此解释。另一位社会学家米歇尔斯（Robert Michels）对德国社会民主党做了大量细致的经验研究，最终的结论也是如此。他在《寡头统治铁律》一书里指出，一个以追求民主为目标的政党，随着组织规模的扩大，往往会失去"初心"，把政党的生存当作自己的最高目标。

如果说默顿的观点带有社会心理学的痕迹，那么理查德·道金斯(Richard Dawkins)的思路则偏向社会生物学。在他看来，基于"模仿"这一简单的方式，一种文化就可能形成并传播。他甚至比照生物学里的基因，发明了"模因"(Meme，也译作迷因或谜米)一词，来说明文化的演变机制。他认为生命的演化都是通过复制信息的方法得以实现的，文化也是如此。如果说基因是一种信息的复制因子(replicator)，那么模因也是。人类的各种生活方式，或者说文化，就是在模因的复制过程中演化出来的。

苏珊·布莱克摩尔(Susan Blackmore)发展了老师的观点，她的《谜米机器》一书可谓文化模因说的系统论述。她认为，模因是由人类的模仿能力创造出来的第二种复制因子。像基因一样，模因也是"自私"的，以其自身的利益为活动原则。由此产生的行为，从模因说的角度讲具有适应意义，但在生物学的意义上却有可能是变态的。

人类学家爱哲顿(Robert Edgerton)说，文化或许不存在普世的好坏标准，但仍然有对错的价值判断。当一种文化减少了相应群体的生存机会，这种文化就会衰退，不再有用，这叫"文化的适应不良"。布莱克摩尔举的一个极端的例子足以说明一种文化可以糟糕到什么程度。新几内亚的法雷人（Fore）长期被一种类似疯牛病的"库鲁病"（kuru）袭扰。这种疾病源于他们在丧葬仪式上分食亲属人肉的习俗，2 500人为之丧命。由于成年男子更偏好猪肉，人肉多分给妇女和儿童，有人据此做过数学上的推演，证明即使相应群体中50％的成员因病而死，这一文化还是会被保留并继续传播。联想到缠足、割礼等等，相形之下，马赛人的拔牙习俗真的算不了什么。

不能因为某种文化能够延续，就认为这种文化毋庸置疑，文化相对主义的问题往往出现在这里。如果人们不反思功能自主性的社会心理，不努力跳出模因的束缚，就不可能有更好的未来。当代马赛人就是证明——他们中的很多人已经离开草原，活跃在政界和商界，包括担任驻华大使。事实上，年轻的马赛人已经不再拔牙。当记者问一位孩子，长大后会不会去放牧，得到的回答非常干脆："不会！我要读大学，在内罗毕找工作，买套大房子。"

# 脑中自我与个人主义

    个人主义是西方现代政治的支柱之一,乃至很多人把它看作西方传统里的固有事物。这一认知如果说不算全错,起码偏颇甚大。正如托克维尔所言,作为一个术语,它的历史并不久远。虽然法国人率先使用了它,但"我们的祖先并没有个人主义这个词,它是我们为了方便自己使用编造出来的。因为在他们的时代,实际上并没有不隶属于任何团体而自行其是的孤立个人"。他又说:"个人主义使每个公民与其同胞大众隔离,同亲属和朋友疏远,它是一种只顾自己而又心安理得的情感。"它跟利己主义的主要区别在于,利己是本能,个人主义则源自错误的判断。它的根源"既有理性缺欠,又有心地不良"。

    最早用文字书写"个人主义"的可能是哲学家迈斯特(Joseph de Maistre)。他在 1820 年写道,在政治和宗教的权威日渐衰落之际，"个人的意见"却在惊人地增长。一旦自由有余、信仰不足的个人意见大行其道，社会秩序必定崩坏，陷入无政府的混乱。这种"本质上是所有共同体的死敌"的新思潮，迈斯特称之为极端的"个人主义"。

像迈斯特和托克维尔一样，同时代的法国人大多在消极意义上使用个人主义，甚至把它看作一种思想的灾难。但是当这个词传播到邻国，德国人的看法则有些不同。他们逐渐把它与浪漫主义倡导的"个性"联系起来，从而用"独特的、不可替代的特定个体"取代了个人主义原有的极端、孤立、利己等含义。

英国的情况比较复杂。一方面，个人主义的术语出现较晚——实际上它是随着《论美国的民主》的英译本进入英国的；另一方面，如果把人身自由和经济独立看作基本条件的话，这样的个人主义却出现得相当早，并最终与自由主义的含义交织在一起。关于这一点，艾伦·麦克法兰的《英国个人主义的起源》写得特别精彩，他把个人主义的历史一直追溯到了13世纪的英格兰。

还有一本书不得不提，那就是丹尼尔·沙拉汉（Daniel Shanahan）的《个人主义的谱系》。这位捷克传播学教授独辟蹊径，试图摆脱哲学、社会学和政治学的框架，从心理学的角度来分析个人主义的演化史。他的文字虽然不及麦克法兰有趣,却同样具有启发性和争议性。

沙拉汉首先重新界定了个人主义的定义,以便他接下来的分析。这个定义把个人主义看作是一个信仰体系,在这个体系中,个人不仅被赋予了直接的地位和价值,而且成为真理的最终裁决者。沙拉汉给出的定义比较偏向德国人对个人主义的理解,在这样的理解中,一个人的独特性或者说个性,乃是"自我"之所以存在的核心。

传统上,个人的价值是由社会赋予的,无论中西皆是如此。既然个人主义认为,个人的价值是由独特的自我赋予的,那么我们要考察这种自我授权的新奇念头始于何时,关键在于找出那个声称自己能够就真理做出独立判断的内在"自我"是什么时候出现的。

循着这一逻辑,沙拉汉从心理学家朱利安・杰恩斯(Julian Jaynes)的研究中发现了"自我"的历史起点——后者的研究不仅在 20 世纪 80 年代风靡学界,对其他人文学科也有深远影响。

大多数学者认为,就心智而言,今天的我们与新石器时代的人类别无二致。然而杰恩斯的看法与主流不同,他认为现代人类的心智出现得相当晚,晚到公元前 2000 年,其标志就是自我意识的诞生。他指出,自我意识之所以出现得比公认的晚,是因为这种有别于动物、也有别于早期人类的意识,必须建立在自我指称的能力之上。而这种能力的获得,离不开大脑的神经生理学改变。简言之,大脑必须经历一个层级化的过程,从而为"自我"的登场腾出空间。

而在自我登场之前,大脑里的那个空间一直被神谕(the voice of God)占据着。为此,杰恩斯从史诗《伊利亚特》里找到了不少有趣的论据。他提醒人们,当希腊英雄们说,是复仇女神或命运之神发出命令,让他们做出某种决定或行为时,那绝不是一种修辞。事实上在当时的人脑中,充满了幻听与幻觉——一边的半脑诉说,一边的半脑服从,那是自我意识的前身,它让英雄们不假思索地以为,神明在对自己发号施令。

杰恩斯把自我意识诞生之前的生理阶段称为"二分心智"(the Bicameral Mind,也译作"心智的两院制状态"或"心智两开说")。这一理论不仅能够较好地解释精神分裂症的幻听和幻觉,也成为《西部世界》等科幻作品的灵感源泉。

公元前 2000 年左右,随着人口、社会、战争等环境压力的剧变,二分心智崩溃,自我意识逐渐取代神谕的位置,占据了大脑的某个空间(杰恩斯猜测,那就是掌管语言的布罗卡区)。一开始,是所谓"模拟自我"(the analog self)的产生,其标志是隐喻在文字中的使用量逐步增加。因为在杰恩斯看来,隐喻是"想象"自我的第一步,而自我是最终的隐喻。有了自我这一终极的隐喻,人类终于可以用哈姆雷特的方式说话了:"在我的内心,我承认我和自己的关系并不像我以前想的那么融洽。"

在《个人主义的谱系》里,沙拉汉把杰恩斯的理论运用到了极致。他认为,在中世纪,西方人的自我意识有了更大的变化,原先空间化的"模拟自我"在基督教文化的反复锻造中,演变成一种兼具时间化的自我意识。这种自我意识,包含了自我实现和自我超越的成分,沙拉汉称之为"外在授权的自我"。

经过文艺复兴和宗教改革,西方人的自我意识又起变化,出现了"自我内在授权"的迹象。这主要牵涉自我意识的时间观念——如果说以前的基督教强调时间是上帝的计划,是通往永恒的步骤,那么改革后的基督教则让人们把注意力集中于时间的合理分配和使用。实际上,正如韦伯指出的那样,新教伦理从上帝的手中将时间窃为己有,转换成世俗化的财产和商品,这样的占有观对自我意识的影响相当大。从此,自我主张、自我判定、自我支配的成分,放大了自我的维度,扩张了自我的范畴,继而为个人主义的时代奠定了信念基础。

当自我成为衡量一切的终极尺度,真理的客观性也就不复存在了,这正是个人主义的诡异之处。一个内在授权的自我,注定会异化成一个循环论证的幻象自我。沙拉汉觉得,个人主义发展到极致,就会把人拖入一种越来越深的孤立状态。那么,假如抽掉个人主义这根支柱,如今的西方政治体系会不会坍塌呢?在《个人主义的谱系》的最后,沙拉汉借麦克法兰、许烺光等人的思路对此做了一些探讨。然而就像他在中文版序言里说的那样,他无意书写一篇个人主义的讣告,这一信念体系曾经在西方的发展过程中发挥了不可或缺的作用,也几乎在最近的一个世纪里耗尽力量,不过如果某些非西方文化的要素(譬如互惠性、多元主义等)能提供补充,个人主义依然大有可为。

　　《个人主义的谱系》不怎么好读,老实说我的理解也未必准确,但它很有启发意义,这一点无可置疑。

# 从民族神话的束缚中解放

　　他出生在加泰罗尼亚,母亲是一个虔诚的基督徒,父亲是一个不信神的工人,一个无政府主义者。西班牙内战期间,为了抵抗法西斯的进攻,16 岁的他和父亲在巴塞罗那并肩作战。内战结束,尽管被佛朗哥的军队收编,他却无法认同这个政权。1944 年,他做了逃兵,带着枪遁入比利牛斯山区。在那里,他一边帮助失散的共和国战士穿越国界,一边盼望国际社会再施援手,击败那个残忍的墨索里尼和希特勒的同盟者。

　　很快他就绝望了,几乎所有国家都对佛朗哥的统治保持沉默。为了躲避搜捕,他先是逃到法国,做了一名矿工,之后又偷乘一艘轮船,准备逃亡墨西哥。途中被发现,在纽约被捕,戴着镣铐遣返欧洲。

　　1948 年,他在马赛的一家造船厂工作。5 月的一个晚上，在码头的咖啡馆里，一群豪情万丈的年轻人告诉他，理想远在以色列的社会主义公社——基布兹（Kibbuz，原意"聚集，在一起"）。就这样，在没有任何犹太背景的情况下，他搭乘移民船来到以色列，并立刻投入对抗阿拉伯人的前线战斗。

加入基布兹没多久，他和心爱的女人结了婚。在集体婚礼的简单仪式上，主持的拉比并没有注意到他的身份，更没有留意到这个被大家称为道夫（Dov）的人，有一个典型的拉丁名字伯纳多（Bernardo）。

然而以色列内政部很快发现了这个严重的错误：道夫根本不是一个犹太人！尽管婚姻无法取消，他们还是举行了一个正式的会议，要求道夫做出解释。接下来的对话大致是这样的：

"先生，您不是犹太人。"内政部的官员说。

"我从来没说过我是。"道夫说。

"我们不得不更改您的身份证。"官员说。

"没问题，请便。"

"那么您的民族属性是什么？"官员问。

"以色列？"道夫试探地回答。

"没有这样的民族属性。"官员强调。

"为什么？"

"因为不存在以色列这样的民族身份，"官员说，"您出生在哪儿?"

"巴塞罗那。"

"那么我们写'民族属性:西班牙人'。"

"反对！我不是西班牙人，我是加泰罗尼亚人。当年我和父亲为之战斗的，就是拒绝成为那样的西班牙人。"

"那么，我们就写'民族属性:加泰罗尼亚人'。"(从此以色列成为世界上第一个官方承认加泰罗尼亚民族属性的国家。)

官员继续问:"您的宗教信仰是什么?"

"一个世俗的无神论者。"

"不行，以色列不承认这样的信仰。您母亲的宗教是什么?"

"我上次见到她时，她还是一个天主教徒。"

"那么我就写'宗教信仰:基督徒'。"官员如释重负。

"反对！这与我的原则相悖，也冒犯了我对父亲的记忆，他是无政府主义者，在内战中还向教堂开过火。"

官员用力地挠着头，几度权衡后写下:"宗教信仰:加泰罗尼亚人。"

道夫带着这张蓝色的身份证离开了内政部的办公室。

在一篇文章的开头用这么多文字复述一本书中的小故

事的确有些古怪，但唯有这样，我才能把这个人的多重身份表述完整，也才能让读者感受到，所谓"民族身份""宗教信仰"，与每一个具体而微的真实人生存在多大的偏差。

一个人的经历尚且这么复杂，何况一群人。在《虚构的犹太民族》里，像道夫那样的以色列人，作者施罗默·桑德（Shlomo Sand）还提及了不少。他们的故事各有不同，却都涉及身份认同，并指向一个至关重要的问题：以色列究竟是一个什么性质的国家？

表面上看，这好像不是问题。以色列没有成文宪法，但相关的《基本法》明确宣示，以色列是一个犹太国家，这一原则早在建国之初就已确立。也就是说，以色列把自己界定为一个由犹太人组成的单一民族国家。与此同时，它还宣称自己是一个民主国家。于是问题随之而来——当生活在国内的非犹太人占全国总人口的 20%，这个国家还是犹太国家吗？反过来，恰如桑德所质疑的，当以色列视自己为一个犹太民族的国家，而不是一个代表国土上所有公民的国家，它还能称为民主国家吗？显然，这里存在着不可调和的逻辑矛盾。

如何解释乃至消解这一矛盾，桑德看到了其中的关键——以色列把犹太民族的独特性、连续性与神圣性视为立国之本，反让这个国家处境尴尬、前途不明。作为一名历史学家,他的责任就是审视历史,把以色列从民族神话的束缚中解放出来。

每一种历史都包含着神话,桑德不想否认这一点。但是他又直言不讳地批评道,那些潜藏在民族史学中的神话"尤其无耻",因为这类神话多半出自意识形态的虚构,就像盖尔纳、安德森和霍布斯鲍姆等学者指出的那样,没有民族主义,就没有民族这种东西。

由于民族主义是18世纪末到19世纪初,随着现代国家的出现而产生的新事物,因此桑德对犹太神话的审视一开始也集中在这一时期。他注意到,这一时期的犹太历史书写者常常指责以前的历史学家把犹太人"数千年的史诗"撕成了碎片,似乎认为古代的犹太人与现在的犹太人有着"完全不同的祖先"。而经由他们的修正,一种统一的叙事模型诞生了:犹太民族具有一个未曾断裂的、有分支的却始终单一的历史。而这样的叙事很快就成为犹太复国主义者推崇的民族史教科书。

种族主义也迅速成为犹太民族神话的养分之一。一位生活在19世纪末的犹太思想家就写道:"犹太种族是保持着完整性的人类原初种族之一。"联想到几乎同时代复兴的反犹主义,以及之后纳粹的种族灭绝计划,真是令人唱叹不已。

很自然的，《希伯来圣经》也是历史书写者的重要依据，他们基本上把它当作真实的历史记载，而非宗教典籍。在以色列的建国过程中，几乎所有的犹太知识精英都参与到这样的浩大工程中，力求在国民心中培养出"《圣经》—民族—土地"的"三位一体"。经过这样的教化，以色列人坚信，在巴勒斯坦这块土地上，别的民族都是过眼烟云，唯有犹太人永存于斯。

至于如今世人耳熟能详的"大流散"，包括公元前 8 世纪的犹太人流亡以及公元 70 年左右的犹太人起义和失败，桑德也有质疑。他认为，事实上，关于犹太人的放逐缺乏真实的历史记载——杀戮和迫害的确造成了人口减少，但统治者并未有针对性或大规模地驱逐他们。然而在塑造民族的历史书写中，这种浓烈的悲情不可或缺。

不符合统一叙事模型的史实被书写者刻意抹去了。尽管 19 世纪的人们已经知晓，在阿拉伯半岛南部存在过一个犹太化的王国。这个名叫希米亚（Himyar）的国家从公元 4 世纪到 6 世纪一直信奉犹太教。可是由于这一事实无法与大流散的传说相吻合，它几乎被以色列的官方教材摈弃。

在民族神话中消失的群体不仅是希米亚人，生活在北非的信奉犹太教的诸多群体也被刻意遗忘了。腓尼基人、迦太基人、柏柏尔人等，他们被历史学家轻蔑地视为"改宗者"，属于"微弱的少数"，几乎没有任何犹太人的特点。要点在于，一旦这些群体被纳入历史叙事，一个可怕的事实就会彰显出来——犹太人与阿拉伯人以及历史上的很多族群，无论在血统上、文化上还是宗教上，都不存在泾渭分明的界限。要知道，就连希伯来语也是很晚的历史产物，直到公元 10 世纪才逐渐出现在犹太人的文本中。桑德甚至暗示，现在的犹太人已经不是古代犹太人的直系后裔，就像现代希腊人（Greek）不是古希腊人（Hellen）的后裔，而是斯拉夫人、阿尔巴尼亚人、保加利亚人等其他群体涌入伯罗奔尼撒半岛后，与当地原住民融合的结果。

桑德认为，虚构的民族史简直就是以色列的阿克琉斯之踵，它造成以色列人在身份认同上的焦虑与障碍，也妨碍这个国家夯实自身的基础。虚构甚至导致了这个国家的倒退：在 1948 年的《建国宣言》里，以色列人保证国家将致力于全体居民的利益，不分信仰、种族和性别，实现彻底的社会和政治权利平等。而到了 1985 年，《基本法》却规定，任何否定以色列是犹太国家的人都将被禁止参加国会选举。以色列的未来很可能会失去开放性，道路变得狭隘。

特拉维夫大学的一位教师就是生动的例证。他从南斯拉夫迁徙到以色列，并宣称自己是犹太人。20 世纪 70 年代，他申请将自己的民族属性从犹太人变更为以色列人，因为他觉得以色列国的建立已经创造出了一个全新的民族，即以色列民族，而他属于这个民族。结果，他的请愿被法官全数否决。法官们的判决是，不存在以色列民族，他必须继续做一个犹太人。

最近这些年，有一个严峻的事实越来越明显，那就是民族主义已经成为现代世界的主要危机之一。《虚构的犹太民族》就像一份民族主义的病例报告，判断准确，重点突出。虽然这份报告里并不附带治病的处方，却有助于诊断自身的问题——每个人都应该从自己的民族神话中寻求解放。

# 在"温柔的暴君"面前俯首称臣

　　一位专栏作家在《纽约时报》上奉劝特朗普多睡会儿，别老在半夜发推文。他认为美国乃至世界正在遭受的混乱与伤害，部分原因可以归结为特朗普睡得太少。研究表明，睡眠不足的人在逻辑、注意力及记忆力等方面都会出现问题，偏偏这位总统经常吹嘘的一件事就是睡得少，以此来证明自己很健康。

　　玩笑归玩笑，可睡眠的确值得关注。它是我们每个人生命中不可或缺的一部分，也是最受误解的一种人类行为。对于睡眠的研究，目前的进展不能说小，却缺少证成的科学论述。或许有人会提到弗洛伊德和荣格，但老实讲，他们这些睡眠研究的先驱人物，今天的影响更多地保留在文艺作品中。

　　睡眠是"温柔的暴君"，就像《荷马史诗》所说，神与人一样,都得在它面前俯首称臣。之后,人们的见解不乏变化,却几乎没有突破。20世纪上半叶唯一值得称许的成就来自"睡眠研究之父"克莱特曼(Nathaniel Kleitman),他和学生阿瑟林斯基(Eugene Aserinsky)发现了睡眠中最有趣的部分——"快速动眼期"(Rapid Eye Movement,REM)。然而,直到20世纪下半叶,随着研究方法与手段的革新,睡眠才真正成为可望解决的科学难题。

动物为什么睡觉?研究者提出过各种猜测,有睡眠毒素说、大脑短路说、神经疲劳说、反射抑制说等等,都有合理的成分,却难以一一证实。其难解程度不亚于一战后期流行的"嗜睡症"。这种与西班牙大流感几乎同时肆虐的传染性脑炎病死率高达40%,导致上百万人丧生,却来无踪去无影:1917年神秘爆发,1926年离奇消失。

难解的烦恼贯穿了整个20世纪。1978年,芝加哥大学顶尖的睡眠研究者艾伦·瑞赫恰芬(Allan Rechtschaffen)承认,睡眠的问题看不到最终答案。另一位杰出的神经科学家艾伦·霍布森(J. Allan Hobson)十多年前还在开玩笑说,目前研究得出的众多结论中只有一个是可靠的,那就是睡眠可以消除睡意。

也难怪霍布森会说丧气话,我在阅读《夜间思维》一书时才发现,曾经与他一起共事的神经科学家,很多人都转向其他领域并取得了成功,包括获得诺贝尔奖的埃里克·坎德尔和大卫·休伯尔。而坚持下来的霍布森则在实验室里熬夜记录一只猫的电脉冲。"我们很疯狂,实验也濒临走火入魔,但我们正游走在真理的边缘,尽管除了我们没人这么看。"霍布森回忆说。

如果说睡眠就像意识,仍然充斥着不少谜团,那么在其特别的部分,即 REM 睡眠与做梦的关系上,情况反倒不同。科学家注意到,REM 开始之际,正是梦境频繁之时。这时候,大脑内部的情形发生了显著的变化。简单来说,变化包括两方面:一方面,在 REM 阶段大脑的脑电波变得与清醒时无异;另一方面,原本维系清醒的两种神经递质——5-羟色胺和去甲肾上腺素在脑中几乎消失,取而代之的是另一种神经递质乙酰胆碱。而在乙酰胆碱的影响下,大脑处于兴奋状态,身体的运动神经传导却被阻滞,一个人的梦境就此展开。

基于这些研究,1977 年霍布森等人提出了迄今最有影响力的理论——"激发—整合假说"(activation-synthesis hypothesis),从神经生理学的角度阐释了做梦的机制。这个理论认为,梦境是由脑干与前脑合作的产物。在这个机制中,被神经递质激活的前脑像一个作家,把脑干随机产生的电信号当作素材,整合成具有一定叙事结构的梦。

毫无疑问,霍布森的理论拓展了神经科学的视野。然而讽刺的是,这个理论却阻碍了研究资金的投入。道理很简单,既然梦境不像弗洛伊德宣称的那样有意义,或者能揭示一个人的真实意图,而是支离破碎、毫无意义的素材的随意组合,那么对于那些想洞察人心、操控意识或从中渔利的人和机构而言,岂不是大失所望?

好在事情尚无定论。实际上就逻辑而言,尽管脑干(确切地讲是脑干的一小块区域,名叫脑桥)提供的素材毫无意义,却不能说明前脑这个作家的工作没有意义。威廉·多姆霍夫(William Domhoff)的研究可资证明。他对不同文化或地域的数万份梦境报告进行了分析,结果显示,无论生活在哪儿,人们的梦境内容都是共性多于差异性。也就是说,创造梦境的大脑,没有胡乱涂写,而是基于某些隐而不显的共同前提。

多姆霍夫的研究有很多鲜为人知的结论。譬如在女人的梦里,男女人物的比例相当,而出现在男人梦中的人物,七成以上都是男人;无论男女,梦中的厄运总是多过好运,侵略多过友善,消极多过积极。

与弗洛伊德造成的流行印象完全不同,和性相关的梦相当罕见,有研究说不到10%。最近的结论是,性梦只占成年男性梦境的2%,女性更少,只有0.5%。

141

差异性主要体现在梦境的暴力程度。美国人的梦具有很高的暴力倾向，男性比例为 50%，女性为 34%。相比之下，瑞士和荷兰的男人分别只有 29% 与 32%。最暴力的梦境来自澳大利亚的土著，他们 92% 的梦都与之相关。

因此，多姆霍夫对梦的看法不像霍布森那么极端。他认为，从演化论的角度看，梦不可能是睡眠毫无意义的副产品，而是具有高度适应性的生理机制，是大脑功能中不可或缺的一环，在情感、学习、记忆乃至生存等方面具有重要意义。

然而正如《夜间思维》的作者安德烈·洛克（Andrea Rock）指出的那样，自霍布森以来，对梦的研究缺乏长足的进步。不少科学家也认同这一看法。多姆霍夫就认为，睡梦研究的黄金时代已经过去，未来的研究无非是检验现成的理论，以扩展其理解。这一领域的科学家大多转向睡眠障碍的研究，因为那里有更多的资金支持。譬如美国政府在 2001 年就拨出上亿美元，让科学家研究士兵不睡觉的极限值。美国国防高等研究计划署（DARPA）表述过他们的研究目的："排除睡眠的需求，同时保持个体认知和身体的高度机能，将给战争和军事雇佣带来重大改变。"相反，我去多姆霍夫创办的梦境银行网站（www. dreambank. net）上看了看，真是门庭冷落。

尽管我向来尊重翻译的工作,但我不得不说《夜间思维》的译文实在是太烂了。且不论英文水平如何,译者的中文写作肯定够呛。如果读者对睡眠与梦境感兴趣,那么有两个选择:要么去读别的书,例如《睡眠之谜》或《睡眠与做梦》;要么就得有一个知识拾荒者的心理准备,在翻译文字的垃圾中翻翻找找。另外,这本书改头换面数次,最近又以《梦的思维》一名再版,请注意了。

# 一个世纪的"隐藏人物"

在中文世界里，德国人恩斯特·云格尔(Ernst Jünger, 1895—1998)堪称"隐藏人物"。这个活了整整一个世纪的人，迄今没有一部著作引入国内。由于缺少约定俗成的翻译，他以君格、荣格尔、容格尔、朱杰、恽格尔甚至荣格的中文译名闪现在许多截然不同的书籍中。例如最近的《海德格尔与荣格通信集》，那里面的荣格就不是中文读者熟知的心理学家。

然而当我好奇地扩大搜索范围，才发现在德语世界乃至欧洲，云格尔的影响之深远超乎想象。他的痕迹遍及哲学、政治、军事、历史、文学、心理学、生物学、艺术、电影等领域，我在科学家坎德尔的回忆录中读到他，也在思想家本雅明的批评集里见过他。心理学家德拉埃斯马引用他，艺术家尼奥·劳赫(Neo Rauch)崇拜他，德国导演沃尔克·施隆多夫（Volker Schlöndorff）表示，他的电影《海的黎明》灵感直接来自云格尔。在文学史上，他和布尔加科夫一起，被视为魔幻现实主义的拓荒者。他就像一个抹不去的通用水印，标记在很多人的思考与创作中。

云格尔首先是一名久经沙场的战士。他尚未成年就离家出走，偷偷加入了法国的外籍军团。一战爆发后，他中断大学学业，以一名志愿入伍的德军少尉身份，经历了西线包括索姆河战役在内的惨烈战事。在历次战斗中云格尔负伤14处，重伤8次，获得过德皇颁授的蓝马克斯勋章（Pour le Mérite），并以军阶最低、年纪最小、寿命最长成为这一最高军事荣誉的纪录保持者，风头压过早一年获奖的隆美尔。

云格尔在写作上也成就斐然。1920年，他的战争日记《钢铁风暴》刚一出版就引起轰动，迄今仍是人们理解第一次世界大战不可或缺的重要著作。之后他著述不断，每一部都发人深思。哲学家海德格尔很早就意识到云格尔的重要性，并给予极高的评价。他甚至断言，云格尔是继尼采以来最重要的思想家，"可能比尼采还清晰"。事实上这位战士的思想，尤其是《劳动者》一书对海德格尔写作《存在与时间》有直接的启发。

被云格尔迷住的还有政治思想家卡尔·施米特。国内出版过一本《卡尔·施米特/恩斯特·云格尔书信集》，表明他们的交往长达半个世纪。

为什么云格尔的思想如此瞩目？我没读过他的原著，不能妄下结论，但我读了《决定：论恩斯特·云格尔、卡尔·施米特、马丁·海德格尔》，也许能尝试着理解其中二三。

要理解云格尔以及海德格尔与施米特，首先要了解那个塑造他们的时代。他们的家庭都有天主教背景，在德国属于信仰上的少数派。他们都身属殷实富足的市民阶层，不是贵族，也不是工农。他们成长的时期称得上资本主义的黄金时代，然而他们却从理性、和平、繁荣的祥和氛围中看到了危险，于是尽力揭示它、反抗它。他们认为，日趋资本化、技术化和消费化的生活乃是束缚人类精神（尤其是德意志精神）的拘束衣。在如此束缚下，国家（尤其是德国）的意识形态、政治制度以及社会生活方式都必然包含着怯懦和敷衍的特质，而这种特质毒害着每个人的心灵，使得人类生活呈现出蝇营狗苟、得过且过、腐败堕落的趋势。他们想打破乃至彻底终结这种人类状态，妄想在"上帝已死"的前提下，为虚无偶然的生命寻找永恒意义的可能。在这一点上，他们都是尼采的信徒。

不管他们的看法对不对，但他们都把1914年爆发的战争当成一个重塑人类进程的契机，并心甘情愿投身其中。就像云格尔写的那样，是战争而不是别的什么途径，才能把人们从麻痹的日常生活中解放出来，才能摆脱以市民的面目呈现的那具"腐烂的躯体"。

可惜的是，施米特只能在巴伐利亚州战争部做一些文案工作，海德格尔倒是应征参军，两个月后却因身体欠佳退伍。幸好云格尔弥补了他们的遗憾，不仅用辉煌的战斗经历，更用与之匹配的思想以及狂野的文字弥补了他们的遗憾。"热血的迷狂""不羁的怒吼""烈火的洗礼"，云格尔的文字四溢着男性荷尔蒙，充斥着某种临界状态的狂喜。"哦，你啊，生命！再来一次，再来一次，也许最后一次！……将全部的烟火喷溅成万千太阳和旋转火轮，焚毁进入冰冷荒漠前储存的力量，进入有千万个喉头的肉体激浪，给阴茎建造一座闪光的神庙。"在海德格尔和施米特看来，云格尔喊出了他们在学术文字中羞于启齿的意义，那是不带任何理性算计或道德说教的所谓的永恒意义，那是火山深处的意义，是战争独有的"没有任何一种算术能强求的意义"，是只有战士的欢呼才能表达的意义，因为在那样的欢呼中，"对旧有价值的厌倦与一种对新生命的无意识的渴望紧密相连"。

与他们的愿望相反，德国在一战中彻底失败了。战争没有再塑人类，却重塑了他们。一种被称为"决断主义"的思想观念在他们的头脑中成型。这一时期，海德格尔和施米特出版了各自的代表作,包括《存在与时间》《政治的概念》,云格尔完成了大学学业,做了几家右翼报纸的主编。他们都在催促人们"行动",用战斗、决定或抉择来打破僵化的循环。在那个时代背景下,从某种程度上讲,这三个人的文字都在为法西斯主义代言或背书。

然而奇怪的是没过几年,云格尔就在现实政治中与其他二人分道扬镳了。海德格尔 1933 年加入纳粹党,直至二战结束。施米特同一年入党,被时人称为纳粹的"桂冠法学家"。而云格尔不但坚决拒绝了纳粹的示好,还直接表达了对纳粹运动和第三帝国的厌恶与鄙视。他拒绝向纳粹效忠,拒绝参加有纳粹倾向的诗人协会,拒绝加入纳粹的艺术科学院,拒绝有纳粹背景的报纸援引自己的文章。他也曾经有过排犹言论,但很快就与种族主义划清界限,他公开表示:"糟糕的种族就是试图通过与别的民族进行比较来拔高自己从而贬低别的民族。"他甚至冒着生命危险发表了讽刺希特勒的短篇小说《大理石危岩》。出于爱国精神,他再度参军驻守巴黎,但在 1944 年因牵涉反对希特勒的密谋而被开除。

《决定》的作者克罗科夫(C. Krockow)把云格尔对纳粹的反抗归因于思维方式。他认为云格尔的政治立场归根结底取决于他的审美,一种要求世界不仅在宏观上而且在细节上也应该由晶体组成的艺术标准。我不知道这种解释在多大程度上成立，然而结果就是，云格尔的文学和思想在二战之后依然保持着强大的生命力与影响力。1956年，德国战后的第一个文学奖颁给了他，三年后他又获得西德的大十字勋章，1982年的歌德奖更是将他的声望推向了巅峰。1995年云格尔百岁寿诞，伽达默尔等人齐聚海德堡，德国总统和总理登门祝贺，法国总统亲自撰文响应。最终他的形象定格在纪念邮票上，宛然永恒。

可是对中国读者而言，云格尔还是一个谜。无论是他的思想体系，还是他的政治主张，都需要从他的文字中寻找答案。他对今天这个世界还有影响吗？还有借镜的意义吗？我希望出版商能够把云格尔的作品引入国内，如果觉得有难度，至少可以先把基泽尔（Helmut Kicsel）的那本《云格尔传》介绍给读者。

# 传播学史的一个小秘密

主流意见认为，传播学是一门新兴的社会科学，发端并成型于 20 世纪中叶的美国。不过也有人不这么看。他们认为，既然传播是"借助讯息而进行的社会互动"，那么对传播的研究必然是极其宽泛的。眼神的传递、发型的流行、情绪的感染、疾疫的扩散、文化的交流等等，都是传播，不可能被一门学科所统摄。因此传播学界有一个更明智的说法叫"传播研究"，这意味着它是一个多学科的领域，就像有人说的那样，至少在西方，它"是一个多样化的、处于多学科以及多种思想方法相交叉的'十字路口'式的公共领域"，多个学科在这里穿插，但不曾停留下来——它"从未依赖单一的知识来源，也从未统一过"。

这当然是言之成理的见解，却无法让我的视线从主流意见上移开：为什么有传播学？为什么是美国？

《胁迫之术:心理战与美国传播研究的兴起》部分地解答了我的疑问。作者指出,传播学的兴起一开始与战争脱不了干系,之后也离不开国家权力的扶持。社会学家拉斯韦尔(Harold Lasswell)被不少人视为传播学四大奠基者之一(他自己并不承认),他的博士论文就基于第一次世界大战期间各交战国的宣传活动,题为《世界大战中的宣传技巧》。李普曼(Walter Lippmann)是传播学史上另一个举足轻重的人物,他的两部重要著作《公共舆论》和《幻影公众》同样与他在一战中的个人经验分不开。他做过情报机构的顾问,还是美国远征军宣传部门的传单编写者。

拉斯韦尔与李普曼的观点或有不同,但有一点他俩没有区别,即都认为传播不是简单的互动,而是层级社会里自上而下的、有利于控制和秩序的管理工具。李普曼的表述较为隐晦,而拉斯韦尔更直白,他写道:"成功的社会与政治管理往往依赖宣传与暴力或非暴力的胁迫、经济利诱(含贿赂)、外交谈判等其他手段的综合应用。"说白了,传播学的先驱者和奠基人都把传播的本质等同于宣传,等同于将权力的意志强加于他人尤其是普罗大众的有效工具。

只要是有效的工具,权力总有办法抢先占有它。如果说一战时期各国政府对传播的利用还是临时性的,那么二战以来的情况则大为不同。以传播研究领域的"灯塔"施拉姆(Wilbur Schramm)为例,他在 1948 年至 1970 年间一直是美国大众传播研究领域的核心人物,而他的许多著述,包括里程碑式的作品《大众传播的过程与效果》,都是为美国政府的宣传项目准备的教材。他与美国新闻署合作,与美国国家安全委员会合作,与美国海军研究局合作,与美国国际开发署合作,还担任过国防部长特别行动顾问小组的秘书长,并任职于国防科学委员会,他在中央情报局和军方资助下进行的研究项目迄今仍属保密范畴。这份长长的履历,为传播学留下了一个耐人寻味的脚注。

从另一个角度会看得更清楚——传播研究理论的诸多实验往往也是在美国政府的资助下进行的。《胁迫之术》一口气列出了九大清单,其中包括传播效果研究、国家传播体系研究、扩散理论研究、舆情调查方法等等。它们有些由政府和军方直接资助,有些则以"民间研究"的面目出现,背后仍然是国家在操控。因为这些研究在国家看来都属于心理战的范畴,脱离不了冷战的大框架。

国家权力的操控术有时候很粗暴,有时候很聪明。譬如《胁迫之术》就提到,政府不但资助那些敌我意识分明的项目,还会隐秘地帮助那些自诩立场中立、对东西方意识形态冲突持保留意见的左派精英,因为这些精英的见解提供了一种似乎能与苏联式共产主义相竞争的替代方案。所以当梅尔文·拉斯基（Melvin Lasky）、西德尼·胡克（Sidney Hook）、爱德华·希尔斯（Edward Shils）、丹尼尔·贝尔（Daniel Bell）等名字出现在中央情报局的资助名单上，我不得不承认权力的确有超乎想象的手腕。

所有这一切造就了传播学的诡异面貌。一方面，传播研究的从业者纷纷自诩为民主自由的捍卫者、社会改革者以及进步派，认为自己的研究是为了"让掌权者倾听普通民众的声音"。另一方面，他们的研究达到的实际效果却是让掌权者更好地管控普通民众的思想。

在回忆当年在"美国之音"工作时，一位境况与其他左派精英类似的传播学者体现出来的矛盾心理颇具典型意义。他把自己定位成国家宣传机器上无足轻重的小零件，"不喜欢伪装成一个美国外交政策的狂热批评者"。同时他又坚称，自己像当年的马尔库塞（Herbert Marcuse，二战期间在美国战略情报局负责对德宣传工作）一样，"都没有向政府妥协"。

从二战到20世纪60年代，是传播研究的黄金时段，也是《胁迫之术》主要关注的时期。此后，冷战主导的意识形态冲突趋缓，社会思潮日渐多元，传播与权力之间的关系也变得更加复杂而模糊。这一部分内容，《胁迫之术》涉及不多。这一时期有什么样的发展、变化或转折，权力在其中又扮演了什么样的角色,还有很多探讨的空间。我想如果有人对同一时期的西方传播学与东方宣传术进行深入的比较研究,那就更有意思了。

那么,在所谓的黄金时期,就真实的学术价值而言,传播研究取得了多高的成就呢?答案恐怕没那么简单。回顾这一时期,一位传播学家指出,在那 20 年里,论文产出数量虽高,深度却"并未让他受到鼓舞"。其他几位学者也表达了类似的悲观态度,他们认为这二十多年来赋予传播研究"雄心壮志"的活力已经消磨殆尽。作为从业者,他们的观点或许是对的,却未必全面。事实上,当权力意志渗透到一个知识领域的方方面面,谁还能保证自己的研究从一开始就走在追求真理的道路上呢?

# 我一生下来就老了

如无意外,每个人都会老,这是人生的必然。然而在不少国家,衰老已经成为社会问题,并向政治问题演变。造成这种状况的主要原因是人口老龄化,却也不乏贫富差距的催化,这两种因素相互纠缠,很难分开。就像著名的神经科学家、老年学权威卡布·芬奇(Caleb Finch)指出的那样,富人与穷人的一个重大区别就是寿命。美国有学者做过相关统计,由于富裕阶层在卫生医疗、居住环境、营养休闲、科学技术等方面的优势,美国的富人比穷人要多活 12.2 年——未来随着贫富分化的趋势扩大,前者的寿命有望达到后者的二倍。

在《欺骗时间》一书里,作者罗杰·戈斯登(Roger Gosden)特别感谢了芬奇,他说,关于衰老,芬奇教会他的东西比任何人都多。其实戈斯登本人也是这方面的行家,他既是生殖生物学的首席教授，又是老年医学的研究主任，因而尤其关注生殖与衰老的关系。《欺骗时间》的要点正在于此：生殖与衰老有着一种强烈的相关性，它们形同硬币的正反两面，衡量着亿万生命体内的普遍张力。

这张力乃是自我保存的需求与繁衍后代的欲望之间的冲突。对于大多数哺乳动物（包括人）而言，这样的张力构成了毕生故事的主线。而这一主线，在某些人看来可以用数学的方式概括出来。例如19世纪的数学家本杰明·冈珀茨（Benjamin Gompertz）就发现，假设把成年人的自然死亡率画成一条曲线，那么它的倾斜程度是固定的，其量度接近于8，后人称之为"死亡斜率"或"冈珀茨死亡率定律"。换句话说，人类自然死亡的概率每隔8年翻一番。如果一个25岁的人自然死亡的概率为1：3 000，那么当他活到33岁，死亡的概率则是1：1 500，再过8年，这一概率又翻一番，为1：750。以此类推，斜率不变，曲线却会越来越陡，当一个人活到100岁，他活到101岁的可能性将只剩下1：2。

这一数学模型更神奇的地方在于，它也适用于很多动物。果蝇的死亡斜率为8天，老鼠为80天。尽管也有不少动物的死亡曲线更平缓或更陡峭，但死亡斜率仍然是生物学里很有用的数学工具，它道出了一个普遍的事实，那就是衰老:当一个生命活过某个时间点,它要活到下一个阶段只会越来越难。

有人模仿文学家法朗士的腔调说,"我一生下来就老了",但对科学家来说那只能叫情绪。戈斯登认为死亡斜率道出的另一个事实就是,一个孩子只要逃过孕育和出生那一段时间的死亡危险,之后就会相对安全地生活,直到青春期结束。然后人生的曲线抬升,衰老才会开始。一旦这个进程启动,就会遵循一个严格的时间表,且不会被生活环境所改变。这就意味着,延缓衰老进程的启动至关重要。科学家对最近几代人的研究证实了这一点,尽管现在的人衰老的速率和从前没什么两样,但从生理的角度讲,他们比前人要年轻——衰老的起点推迟了。

社会环境和公共卫生的进步是主要原因。在接下来的研究中,科学家还从个体的层面发现了衰老延迟的深层原因:孕育条件相当重要,即使考虑了成年后社会环境和个人习惯的因素,那些出生时体重不到 3 公斤的婴儿长大后罹患心血管疾病、糖尿病或中风的概率比体重超过 4.5 公斤的婴儿大 10 倍。

可是衰老仍然是一个巨大的谜团,死亡斜率只揭示了衰老的一种模式。大多数动物遵循这一规则,而有些生命体则全然不同,例如微生物,它们有生死,却几乎没有衰老。

有些细菌寿命极长，它们的孢子可以活得更久。还有原生质，它们具有不断自我更新的能力，没有寿命的上限，一些细胞因此摆脱了衰老的定律。我们人类可否从中得到启示，从而凭借科技的力量改变死亡斜率呢？

澳大利亚有一种形如尖嘴老鼠的有袋动物名叫棕袋鼩（Antechinus stuartii），以疯狂性爱闻名，它们一到成年就会立刻投身激烈的交配活动不眠不休。尤其是雄袋鼩，一旦开始交配就不会停歇，持续性交时间长约12至14小时。一次交配完成，雄袋鼩会马上转战下一场，交配对象多达16只，并且每一次都要花费同样的时间，直到当场死亡。

是睾酮杀死了雄袋鼩。在血液中，这种性激素的水平高到几乎中毒的程度，它带给雄袋鼩疯狂的性欲，也耗尽了能量，破坏了免疫系统，最终导致死亡。

科学家观察到，在死亡之前，雄袋鼩出现了急剧的衰老现象。食欲下降、毛皮脱落、形容憔悴，对危险反应迟钝，甚至被人逮住，它仍然麻木地继续交配，而没有别的动作。唯一一只活下来的雄袋鼩在墨尔本大学，那是因为它在幼年时被科学家捕获，且成年后没有机会性交。显然，袋鼩的死亡斜率比绝大多数动物都要陡峭，其中最大的影响因素就是生殖，或者说性。其实在此之前科学家早已意识到，对性激素进行调节和干预，有可能是应对衰老的关键。戈斯登也认为,性是衡量衰老的不错的生物学标记。他在《欺骗时间》里描述了不少这方面的尝试,包括睾丸移植、山羊腺体和猴子腺体的人体移植等。这些疯狂并不亚于雄袋鼩的医学实验在 20 世纪 30 年代达到顶峰,直到性激素研究达到新的水平。

虽说《欺骗时间》是一本科普著作,但戈斯登并没有因此放弃论述的严肃性和复杂性。不管是衰老还是生殖的话题,他都力求客观,决不人云亦云。面对各种学术分歧和社会争议,他也不回避,敢于亮出自己的观点,不愧是"试管婴儿之父"罗伯特·爱德华兹(Robert Edwards)的高徒。可能正因为如此,这本写于 1996 年的著作至今读来依然内容清新,活力十足。

# 一幅有医生也有病人的镶嵌画

由生到死,疾病从来都是人生的一部分,作为保全自我、救护亲族的求生之道,医术随之而出现。不过起初并无医生之专职,史前时代的所谓医术,与巫卜杂糅,是萨满、巫师和祭司的本事之一。

当定居文明兴起,疾病芜杂繁多,人们对医术的要求也就变得复杂精细起来。就这样,慢慢出现了专司救治的医生。在西方,第一批俗世医生出自希腊世界。而在中国这方面的历史却不那么清晰。原因在于中国的医学与巫术或道家从未断过联系。例如魏晋南北朝,名医多有道家背景,而"巫医"与"道医"的观念直到隋唐仍属主流。

但从宋代开始,"儒医"的观念压过了巫医或道医的传统,医与儒的关系越来越近,跟巫、道的关系反而变得隐晦了。人们开始相信范仲淹的说法,"不为良相,便为良医"。

而这构成了《救命：明清中国的医生与病人》一书的讨论背景。

不过很显然，《救命》的作者涂丰恩不想对儒医观念进行宏大的思辨，相反，他精心挑选了两位平凡的医生，以他们的事迹为起始，像作镶嵌画一般，从细处着手，点点滴滴地描绘出明清三百年来复杂而微妙的医疗情境。书的篇幅很小，格局却很大。

吴楚是作者笔下的第一个人物。这位清代的医生名不见经传，生卒年不详，对医学理论几无贡献，也从来不入历史学家的法眼，却因其记录的上千条行医记录，幸免于从历史长河中彻底消失的命运。吴楚出生于徽州的一个医生世家，年轻时却对医道毫无兴趣，家里人谈论医理，他也充耳不闻。因为他觉得此乃"小道"，不可与儒学相提并论。虽说救治祖母之事触动了他，让他对医道有了新的认识，然而他还是把科举功名当作自己的人生目标，直到理想幻灭，才颇不情愿地转行从医。

孙一奎是作者着墨较多的第二个人物。此人是吴楚的同乡，生活的年代却早了约一百年。更重要的差别是，孙一奎名气很大，是晚明徽州很重要的医家。他也写了不少医案，还有多篇讨论医理的文章。这些作品在明清之际皆有出版，广受欢迎。他的名声远播海外，甚至传到了日本，受到当时江户医家的重视。

这两位差异甚大的医生也有共同之处。吴楚求功名未遂，孙一奎先是经商，如果不是碰到变故，从医不会是他们首选的志向。他们的用药习惯都有分明的地方性，例如爱用人参、黄芪之类的"热药"。这些药在其他地方的医家眼中，"如畏蛇蝎"。当然更重要的共同点还在于他们对医生这一职业的认识。譬如医德与儒家伦理的关系，医生与病人之间的关系，等等。《救命》对这两层关系的点拨很有意思。

除了以上两位，《救命》还谈到了好几个出自徽州的医生，既有全科大夫程茂先，也有幼科专家许豫和，还有喉科名医郑承瀚。作者由此自然而然地论及医生之间的竞争生态——同行之争、全科与专科之争、内科与外科之争、坐堂与游方之争等等。虽说都没有详尽展开，却给人以直取要害之感。

《救命》也没有忽略病人及其亲属在医患关系中的角色。因为作者注意到，宋代以来，尤其是明清，发达的印刷业有助于知识更大范围的传播，稍识文字的普通人可以自主获取与医学有关的通俗知识，从而在医疗过程中取得不同以往的地位。那些文化水平较高、经济状况较好的民众往往还有自我研习身体和疾病的习惯，甚至有自行诊疗的

162

经验。这样的人在医病关系中也更愿意质疑和挑战医家的权威，给医疗带来更多的活力与互动。吴楚就曾写道，他给一位病人开了有人参的药方，没想到病人非但质疑不从，还把药方拿给另一位"名医"裁判。那位医生严肃地说，此病绝对不能服用人参。结果病人更加坚信自己的判断，吴楚对此也莫可奈何。

互动有良性也有劣质，医病双方都脱不了权力关系的制约。不过在当时的医疗情境中，的确存在一些条件，使得医病矛盾不至于像现在这么突出。要知道明清之际的医生都是"单兵作战"，与西医相比，既没有行会，也没有医院。没有组织，他们的社会地位相对而言就不会稳固。

除了坐堂，多数情形下医生都得去病人家中问诊。这种医疗方式对医患关系的影响也是不言而喻的。不同的场域自然呈现出不同的权力关系，今天我们走进医院，就踏进了医生的地盘，由不得自己做主。而那时候不一样，再权威的医生，只要走进病人的家，就是客人，就得对主人家的意见表示尊重。医者、病人与家属，三方角力的情境，在《救命》一书中多有描述。

当时的一位医家写道："人之死，误于医家者，十之三；误于病家者，十之三；误于旁人涉猎医者，亦十之三。"现在读来仍有发人深思之处。一个医疗过程，无论生死，各方应该负有多大的责任,谁说今人就比古人看得清呢? 难怪涂丰恩说,在近代以前的医病互动中,"病人对自己的身体与疾病更具有主导权,而医病间协商似的关系,亦仿佛更接近于当代医疗社会学研究者的理想"。

当然,作者并非一味给古人唱赞歌。每个时代的医疗都自有其缺点与难处。正如之前我提到的,由于没有组织,缺少规范,医生的地位不尴不尬,病患的权利也少有制度保障,导致明清时期的医疗事业没有变革的动力。可惜《救命》限于篇幅,未能深究这一议题。不过我倒是记住了涂丰恩这位作者,希望能读到他更多的作品。

# 在疾痛与意义之间架起一座桥

　　战争太重要,不能由将军一手包办;政治太重要,不可全交给政客处理。生命更是如此,其重要性不言而喻,因此不应该受制于任何单一的力量。然而如今,当人们罹患疾病、遭遇苦痛,却不得不冒着巨大的风险,把自己的性命托付给陌生的医生和冷冰冰的医院。这样的人生境况,难道不需要反思吗?

　　《疾痛的故事》就是这样一本关乎人生境况的反思之作。作者阿瑟·克莱曼(Arthur Kleinman)是全球顶尖的医学人类学家,曾任哈佛大学人类学系主任,还是美国医学科学院院士、人文与社会科学院院士、美国科学院医学部终身委员、世界卫生组织顾问。不过,相对于这一系列眼花缭乱的头衔,我更中意他的中文名字"凯博文"。

　　就像医学史家罗伊·波特说的那样,在科学技术的基础上，西方医学是"世上唯一成功全球化的医学传统"，因而大多数人都把它与现代医学画上等号。然而凯博文很早就注意到，以西方医学为主体的现代医学救了亿万人的性命，却也给人类生活带来不少的问题。而这些问题最先牵涉的，是现代医学背后基础性的身体观念。

对西方人而言，身体是一个独立的实体，是与思想情感相分离的客体，是与"我"并列存在的一个"它"。一个人生了病，就像自己常用的轿车出了毛病，到医院看医生，如同把车送去 4s 店检修，根本上是一回事。

在全球化的时代，这种源于西方的身心二元论遍地开花，使得生活在不同文化中的不同人群都开始学会像旁观者那样对待自己的身体——所谓病人，就是患病的身体；所谓疾病，就是特殊的身体状况；这一切都只与这个独立的"它"有关，至于与之伴随的体会、感受和经验，别说医生不关心，连"我"也不是很在意。相反，一个"称职"的病人，不应该絮絮叨叨地讲述无关紧要的痛楚，而应该简明扼要地说出重点。最好是设身处地站在医生的立场看待自己的疾病，"积极配合治疗"，诸如此类。

也许有人会说，不是有心理医生和心理咨询师吗？但是，他们与其他医生在理念上没有多大的区别。抑郁量表、行为量表、调查问卷等，它们试图把人们的主观体验客观化、数量化，以此来衡量生活质量，其方式和思路跟做 B 超或上色谱仪是一样的。问题是，人体的机能可以测量，疾病的趋势和程度可以测量，那些因病痛而起的失落、伤感和绝望是没办法测量的。

或许又有人说，那不是医生该关注的范畴，于治疗而言，那些主观体验没有意义。真的是这样吗？一定程度上，《疾痛的故事》就是要反驳这一顽固的谬见。

为了很好地回答问题，凯博文请读者仔细分辨疾病（disease）与疾痛（illness）的关系。他认为，在现代医学的模式中，疾病是医治者（无论他们是神经外科医生、产科医生、心理医生还是脊椎按摩师）运用某种专业术语和疾病分类法，针对潜在病人的生理变异或结构变化进行的解读（诊断）。比方说，一个人自称胸口疼，经由医治者解读，可能被诊断成肺炎、骨折或冠心病，继而对症下药。

疾痛则是不同于疾病的事物。在凯博文看来，疾痛指的是病人因疾病而起的异样感和不适感，尤其是那些严重而缓慢的痛苦。例如长期哮喘、胃肠疼痛、关节疼痛、鼻塞以及各种残疾带来的生活不便。

疾病偏向客观评价，疾痛更像主观感受。另一方面，二者的立足点也不同。在现代，疾病的判断者和治疗者都是医生，疾痛却永远属于病人。而后者的意义被大家长期轻忽了。

如果说疾痛的第一层意义隐含着身体与自我的关系，也即身心二元论的问题，那么它的另外两层意义更值得重视。一个人生病，意味着这个人不得不从顺理成章的常识状态急剧过渡到非常识状态。当原本习以为常的生活被意外打断，这个人的价值观必然会发生动摇、破裂以及修补。他总会问自己一个涉及世界观的终极问题："为什么受苦的偏偏是我？"而这样的问题，过去要么是用道德伦理的视角，要么是用宗教教义的方式来解决。由于现代社会道德权威匮乏，技术化倾向日趋严重，很多人把这种终极性的问题交给力不从心的现代医学来处理，反而引起了更多麻烦。面对疾痛，未来的医学应该做出怎样的调整，其基础观念有无必要修正，这是疾痛的第二层意义。

疾痛的第三层意义关乎生活环境，这对我们理解慢性疾病尤其重要。事实上，由于现代医学的进步，人类的很多疾病都从恶疾转变为慢性病，包括过去谈虎色变的某些传染病，如肝炎、艾滋病等，以及迄今仍未彻底解决的糖尿病、抑郁症和癌症。这些很可能伴随一生的疾病使疾痛不再仅仅是某种症状，而成为一种漫长的人生境况。这样的人生究竟应该怎么过？这无疑是一件必须认真思考的事情。

20世纪60年代初，当凯博文还是一名三年级的医学生，他接触的第一位患者是一个7岁小女孩。由于大面积

168

烫伤,小女孩每天必须接受一项治疗,把烫坏的肉从绽开的伤口处去掉。痛苦无可言表,小女孩每次都会尖叫挣扎,反抗医护人员的救护。而作为一名实习生,凯博文的任务就是握住小女孩未受伤的手,鼓励她、安抚她,然而无济于事。直到有一天,凯博文一筹莫展地握着她的手,无意间开始请求她告诉自己,她是怎样忍受痛苦的,经历这可怕的一切她有什么感受。小女孩出人意料地看着凯博文,用简单直接的词汇回答了他的问题。同时她把他的手抓得更紧,却不再尖叫,也不再挣扎。从那以后,每次面对清创术,小女孩都会把自己的感受讲给凯博文听,直到治疗结束。凯博文说,正是通过这件事,他开始懂得,与患者交流疾痛的经验既是可能的,也是非常有价值的。

青年时期的理想在《疾痛的故事》中实现了。凯博文在书中用了大量篇幅,忠实而细腻地记录他所遇见的一个个遭受疾痛之苦的人。残疾人、慢性疼痛患者、神经衰弱者、临终的癌症患者等等。他希望通过这些病案,通过与患者嘤嘤相鸣的情感交流,不仅在疾痛与治疗之间架起一座理解的桥梁,也在苦难与意义之间架起联结的桥梁。而这一理想,使这本写于1986年的著作焕发着当代少有的人性光辉。只是我不知道,时至今日,这一理想实现的可能离现实越来越近,还是越来越远了。

# 自恋者的小宇宙

2012年8月30日，在距离地球340多公里的地方，宇航员苏尼塔·威廉姆斯(Sunita Williams)和星出彰彦缓步迈出国际空间站，开始他们的太空行走，准备对空间站外部的机械臂进行维护。两名宇航员的头盔上都装有摄像头，用于拍摄任务过程。不过跟过去不同，为了记录自己的太空"首秀"，星出彰彦还带了一台数码相机。在浩瀚无垠的太空中，在同行者的轻笑中，他举起相机对着自己，完成了一系列自拍动作。

太空行走的任务没有完成，星出彰彦的自拍却引起轰动。9月5日，这些照片被NASA公之于世，不久又出现在Instagram上，并长期位居排行前列。尽管当时有人讥讽说，难怪没有完成任务，原来太空人只顾着玩自拍，但是就像后来人们意识到的那样，星出彰彦的太空自拍没过多久，

"Selfie"就飞快地融入大家的日常生活，并在 2013 年成为《牛津词典》的年度热词。

有人说自拍是自画像的技术延伸，其实二者仍有重要的区别。自画像需要比较专业的绘画技艺，而自拍只需按下快门，没有什么门槛。更重要的是，自拍的关键不在于拍摄本身，而在于拍摄之后——把自拍的照片发送到一个公开或半公开的网络上，无论是微信、微博还是 Instagram 或 Facebook。正如《自恋时代》一书中一位 16 岁的女孩所说，如果不把自拍的照片放到网上，"那还有什么意义呢？"

心理学家很快就想出科学的办法来证明，自拍与自恋存在什么样的关系。结果不出所料，那些在网络上频繁发布自拍照的人具有明显的自恋倾向。因此，作者预感自恋即将迎来一个持续的高峰，而自拍的盛行仅是证明之一。

英文中自恋（narcissism）一词源于希腊神话中的人物那耳喀索斯（Narcissus）——那位英俊少年爱上了自己在水中的倒影，最终憔悴而死。看到这个词，即使人们不知道它的心理学定义，也会很自然地想起与之相关的词语，譬如自负、虚荣、傲慢、自以为是、自我中心等。而这些词语都指向一个更简要也更准确的含义：过度关注自己。

当然在今天，对自己的过度欣赏是自恋的主要内容，其特点是用一种过于积极的、近乎膨胀的态度来看待自我。

这样的人认为自己在外貌、智力、财富、创造性、社会地位等方面都比别人强,尽管事实完全不是这样。另一个与其相关的特点则是对他人的漠视,这一点构成了自恋与自尊的重要区别。自尊者重视他人的看法,重视人际关系,而自恋者却不会,他们缺乏对他人的关心和爱,与人相处时冷漠、浮夸,缺少与人的深层联系。

自恋的主要危害也在这里。过度欣赏自己不仅使这样的人无法适应真实世界,还会给他人和社会带来严重的后果。

既然自恋有如此危害,为何在人类漫长的历史中未被淘汰?可见自恋也自有其功能。一些演化心理学家认为,自恋是一种自我调控策略,自恋者耗费心力地调整自己的行为,以便从他人那里收获积极的反馈,从而进一步营造自己的形象。这种策略从性选择的角度看有它的合理性。问题在于,自恋者要么把这种策略用错了地方,要么用得过于泛滥。

当其他心理机制失效,自恋策略"一枝独秀",还会出现更严重的病症,那就是自恋型人格障碍(Narcissistic Personality Disorder)。在精神疾病的诊断手册上,这种人格障碍往往同时符合以下多种特征:狂妄自大,需要他人的崇拜;缺乏同情心,识别不出他人的情感和需要;夸大自我成就与才能，并希望别人也这么认为；成天做成功、权力、聪明、漂亮以及理想恋爱的白日梦；认为自己只会被杰出人士赞赏；不合理地期待特殊照顾，而他人应该主动迎合他的期待；妒忌他人却偏偏认为他人妒忌自己；等等。

不过，大多数自恋者并没有严重到这种程度。事实上，就像《自恋时代》强调的那样，之所以我们这个时代显得比以前更加自恋，不是因为患有自恋型人格障碍的人数有大幅增长，而是因为比起别的时代，我们这个时代在文化上更愿意颂扬自恋、助长自恋以及鼓励自恋，继而使得我们乐意表现出更强烈的自恋倾向或更显著的自恋人格。心理学家把这样的趋势称为自恋的时代流行病。

著名历史学家克里斯托弗·拉什早在20世纪70年代末就敏锐地意识到，这种文化病在美国已经开始流行，他把它叫作"自恋主义"。他认为，自恋主义会把人们引入一个以自我为中心的死胡同，从而彻底失去未来——因为根本而言，自恋者对未来不感兴趣，对过去也兴味索然，他只关心当下的自己。《自恋时代》的作者继承了拉什的观点，只不过相较于深刻的思辨，他们更偏重实证。他们用数据说话，既证实了拉什所言，也发现了更多关于自恋的事实。他们甚至注意到中国的"小皇帝综合征""国学辣妹"与自恋流行病之间的关系。

针对自恋的事实，《自恋时代》还提出了一些"治疗方案"。我个人觉得，与他们罗列的事实相比，这些治疗方案基本上是隔靴搔痒。不过它仍能促使我思考，为什么现在的文化心理学越来越擅长记录现象，却失去了解决问题的能力？又或者说，这样的学科（包括其他社会学科）并不承担这样的责任和义务？因此我建议，《自恋时代》的读者也应该同时读一读拉什的《自恋主义文化》。

辑三 | 人之为人

# 是身份的幻觉，还是新生活的曙光？

　　对自拍的过度痴迷往往是自恋之举。但自拍不等同于自恋，在这种流行行为的深处，还蕴含着微妙的心理因素，值得进一步探索。

　　自拍最关键的特征不在于拍摄本身，而在于拍摄之后的传播。在一个允诺将"隐私"视为基本价值的社会，把自己的照片发送到一个公开或半公开的网络上，无论如何都是一件令人费解的事情。可是，越来越多的人心甘情愿地这么做，仅用"自恋"来解释似乎有些粗率。退一步讲，即便这类普遍的行为属于自恋范畴，它仍然具有新颖的一面。人们把自拍当作一种自我调控的策略——精心调整自身的行为，以便从他人那里收获积极的反馈，从而强化自己营造的形象。从这一点出发，可以找到自拍行为的逻辑线索。

现实世界里这样的例子很多。譬如我注意到,鹿晗就在采访中明确表示不喜欢自拍。但在微博上,每个星期五贴出自己的照片,已经成了他的惯例。这是简单的自恋吗?不是。的确,这里面或许仍有自恋的成分,但其中更重要的动机是策略性的。艺人们精心传播自身形象,目的当然是取悦他人。而之所以选择自拍,是因为自拍这种流行方式更容易获得大众的共鸣。

政治人物选择自拍的理由与鹿晗相似。在接受一家科技媒体的采访时,奥巴马表示他经常使用自拍杆;为了迎合年轻选民,希拉里愿意站在台上,向背对着她的人们挥手;默克尔也是自拍爱好者,尤其在竞选德国总理的时候。他们用自拍告诉民众:"嗨,我跟你们是一伙的。"也难怪无需民选的伊丽莎白女王首次接触自拍时会感到困惑。

用行为取悦于人,换个说法就是"表演",大多数自拍皆如此,都是以自我形象来赢得他人关注的表演。事实上,自拍行为印证了理查德·谢克纳(Richard Schechner)的观点。在这位戏剧理论家看来,表演是"行为的第二次演绎",它把看似随意的日常生活重新编织成一个系统,呈现给自己设想的那些观众,来激发一系列的戏剧性效果。谢克纳的观点显然受到了社会学家欧文·戈夫曼的影响。后者认为,人类所有的行为都毫无贬义地具有表演的色彩。

178

如果说历史上第一张自拍照（1839 年）还是自画像的延续，那么第二张自拍照（1840 年）就带有强烈的表演成分。一位名叫希波利特·巴耶尔（Hippolyte Bayard）的法国人向法兰西学院申报自己发明的摄影术，遭到学院相关人士的故意敷衍，结果导致该项伟大发明的声誉旁落路易·达盖尔（Louis Daguerre）。巴耶尔为了表达自己的失望与愤怒之情，决定用一种独特的方式回应法兰西学院，那就是自拍。

在那张自拍照中，巴耶尔把自己装扮成一个溺水而亡的死者，双目紧闭，上身赤裸，黢黑的双手叠放在前，斜靠在一张白布上。照片背后，他还写下了"墓志铭"，大意是，呈现在你眼前的是巴耶尔先生的遗体。他辛辛苦苦工作了三年，才发明了摄影术，孰料政府偏袒达盖尔，对他不闻不顾。于是"这位不幸的人决定投水自尽……请注意，这位绅士的脸和手已经开始腐烂"。巴耶尔显然认为，通过自拍中的表演，大众不但能理解他的失望和愤怒，还能把他本人想象成一个宁愿自杀也不肯接受侮辱的英雄。

就像流行文化所展示的那样：一方面，英雄的形象已被政治人物、商界大鳄和娱乐明星彻底取代；另一方面，诸如"我是我的英雄"一类的自恋歌词也甚得大众欢心。由此，作为表演的自拍也有了既取悦他人又取悦自己的双重功能。当然,抛开那些"时代英雄"不论,对于大多数普通人而言,取悦他人的动机服从于取悦自己这一终极目标。

在《如何观看世界》一书中,视觉文化的研究者尼古拉斯·米尔佐夫(Nicholas Mirzoeff)认为,自拍让普罗大众隐约看到了前方有"新生活的曙光"。在那道曙光所在的方向,过去人们想象并固守的各种身份类别,比如性别、阶级、种族、贫富等等,都有完全颠覆的可能。可我觉得米尔佐夫还没有把话说透。实际上,对固有身份的颠覆并不意味着身份认同不再重要。恰恰相反,在颠覆的同时,人们希望"自主"地重塑身份——而几乎是下意识地,大家认为自拍就是自己做主的象征。通过在微博或朋友圈发布自拍照,一个人向他设想的一群人发出邀请,请他们对自己营造的身份进行表态:点赞、评论或视而不见。它和别的东西一起,构成了一套关于身份的定位系统。人们通过它们,确认自己在各种社会关系中的位置,就像盲眼的蝙蝠,利用声波的反馈确定自己在黑暗洞穴中的归宿。

由于新的身份看上去是自己选择的,因而现在的人对身份的需求更加旺盛,其认同感也更加强烈。自拍的讽刺之处在于,人们对不同以往的身份的追求,换来的却是一套普遍到乏味的视觉元素。比如从上而下的拍摄角度、45度向上看镜头的标准姿势,以及一个几乎摆脱不了的噘嘴表情,还有一系列无需动脑的滤镜效果。据谷歌统计,全世界每天有 9 300 万张自拍照被贴到了网上。也就是说,每天至少有数千万人在做同样的表情。

想到这一点,不知道你笑了没有?

# 凡人皆有一死，凡人必须战斗

　　最近一位报社的朋友很郁闷，他家楼下开张了一个"健康中心"，以免费体检、理疗的名义，诱导附近的老人购买极其昂贵却疗效不明的保健品。朋友认为，健康中心的这种行为形同欺诈，应该有人来管管。然而在听取朋友圈里的一番争论之后，他灰心地承认，这事儿没那么简单。毕竟，至少从表面上看，交易双方你情我愿，法律上很难界定。鉴于此类现象之普遍，大家无奈地感叹，如今的老人简直就是理想的作案对象。

　　并非只有中国老人才是罪犯的最佳目标。在《最好的告别》一书中，印裔美籍医学家阿图·葛文德（Atul Gawande）就写到一位名叫爱丽丝的美国老太太遭人威胁的故事。独居的爱丽丝雇人修剪院子里的树丛，完工后两个雇工漫天要价，威胁她开了1 000美元的支票。隔了一天,那两个人又来胁迫她,要去了 7 000 美元。爱丽丝被他们吓得浑身发抖,却又不敢出声。要不是邻居发现情况报了警,爱丽丝肯定还要遭更多的罪。

尽管如此,爱丽丝还是不愿意把她的遭遇告诉家人,而是真心希望这件事被大家遗忘。为什么?因为她模模糊糊地感觉到,一旦事情被人知晓,她独自经营的生活将不复存在。果然,当她吞吞吐吐地把事情透露给儿子,儿子马上就提出带她去养老院看看。尽管儿子对母亲一再强调,只去看一看养老院是什么样子,但彼此都心知肚明情况将向何处发展。

老人希望继续掌控自己的生活,继续维系尊严和体面,故而不愿意将衰老所致的脆弱暴露于人,甚至甘愿为此付出沉重的代价。无论中外的情形有多么不同,这就是问题的实质。而这一困境,说到底,关系到每个人对自由的认识。自由并不简单地意味着更多的可能与更少的强迫或限制——年轻人可能会这么想,然而命中注定的衰老终将提醒我们,不包含某种悲剧性的自由只会是幻觉。

《最好的告别》这本书所讨论的,正是悲剧性的那一面:当衰老与死亡不可避免,自由还真不真实?当我们年老体弱,到了根本无法照顾自己的时候,是什么使得生活值得继续下去?或者,让我们试着想一想,假如一个 80 多岁的老人患有出血性心力衰竭、慢性肺病、关节炎和糖尿病，天天需要输氧，根本无法走路，却坚持独居长达十年，他所理解的自由与我们这些健康的成年人理解的自由还有多少共同之处？

事实往往与不假思索的观念相冲突——自从有了人类这一物种，只有极少数幸运儿寿终正寝。正如蒙田所说，在漫长的人类史上，"死于老年是少见、异常、奇异的死法，远不如其他死法来得自然——这是最不可能、最极端的一种死法"。

衰老成为大多数人都要经历的人生阶段，这是最近才发生的历史事件。工业化之前的 10 万年，人均寿命仅为 30 岁左右。今天，在公共卫生和临床医学的共同促进下，人类拥有的健康与长寿都是史无前例的。当然，与之相伴，衰老也就成为当代社会的主要特征。

几组数据也许可以说明问题。20 世纪初，全球人口平均年龄约为 50 岁，现在则高达 71 岁。1790 年的美国，65 岁以上的人占全国人口的比例为 2%，今天这一比例上升为 14%。1964 年的中国，老人占比 4%，而现在，65 岁以上老人的比例达到 10.1%。2014 年底，中国成为世界上第一个老年人口突破 2 亿的国家，数量为 2.12 亿人。人口学家预测，再过 20 年，中国老年人口将突破 3.5 亿，此后一直到

2100 年,都不会再低于这个数字。

撇开数据,衰老的社会含义与生理意义都有显著的变化。在一个传统社会里,老人因稀少而具有价值,他们常常成为经验、知识和历史的维护者,从而备受尊崇。而今,他们只是一个个独立的个体,是社会的必然组成。另一方面,从生理的角度看,衰老也不再等同于疾病或意味着死亡。过去,生命顺其自然,一场小病就足以要命。但是现在,曾经威胁生命的传染病、心脏病、呼吸系统疾病等等,都败给了现代医学。即使有些疾病依然危险,但医学也有办法推迟它们的致命时间。因此,衰老不再是生命曲线中垂直向下的陡壁,而是缓缓下行的山坡,漫长而平稳。

可是,这样的观念并不是事实的全部。不管科学如何进步,医学如何昌明,生命终将走向凋零。大约 40 岁左右,每个人都会开始人生的下坡路。我们的下颌骨会失去20％的骨质,下颌肌肉将损失 40％的质量。60 岁,一半的人会失去三分之一的牙齿;85 岁,四成的人没有一颗牙齿。30 岁的时候,心脏的泵血功能开始下降,到了 65 岁,一多半的人会有高血压。30 岁的健康成年人,颅骨里刚好容得下一个 1400 克的思维器官——脑,可到了 70 岁,脑与颅腔却出现了 2.5 厘米的空隙。因为 40 岁的时候,掌管判断和计划的额叶以及组织记忆的海马体就开始萎缩,不断丢失灰质的脑变得越来越小,甚至在颅内晃动,震动中极易出血——这就是老年人容易中风的原因之一。

随着年龄增加,生理上的种种衰退不断累积,平滑的生命曲线终将戛然而止。或早或晚,我们都将遭遇老年疾病以及衰老本身的侵袭。当侵袭变得严重而突然,就像作家菲利普·罗斯(Philip Roth)意识到的那样,"老年不是一场战斗,而是一场屠杀"。

爱丽丝的情况就是如此。56岁那年丈夫去世,从此她独自生活了20年。她自己修剪草坪,修理水管,缝纫针织,去健身房锻炼,开着大块头的雪佛兰越野车看望家人,接送朋友。直到84岁,她的健康状况都好得惊人。她换了假牙,做过白内障手术,除此之外,她没有任何问题。然而就在遭人威胁之前没多久,她的记忆力出现明显衰退,还摔倒过好几次。最终,她不得不放弃独立生活,住进了她一点儿也不喜欢的老年公寓。她抱怨仅仅因为自己老了,就被投进了监狱。

像老年公寓、疗养院这一类的养老机构,的确跟监狱有不少相似之处。因为在这样的地方,每个成员的活动都是被别人计划和安排的。人人都受制于同一个权威,受限于同一个时空。这样的生活,显然不是爱丽丝,也不是绝大多数老人想要的。问题是,为什么养老机构会像监狱?毕竟二者本该有不同的功能。原因在于养老机构的首要目标是"护理",而所谓护理,其核心的内容就是安全。在这样的机构看来,一个健康的成年人可以为自己的安全负责,一个丧失生活自理能力的"失能"老人则没有为此负责的可能——要不然他们怎么会住进这里来?可是在老人看来,这种牺牲自由换来的安全跟他们希望的老年生活完全背道而驰。

很少有人会正视老人的希望,不管是政府还是社会,医生或是家人,都不愿意直面它。现代人赋予"工作"以超乎寻常的权重,总是强调独立自主的道德意义,并把它们与年轻貌美的社会观念挂起钩来,因而近乎本能地蔑视或忽视老人的特殊需求。这种现代伦理的内在缺陷,导致整个社会在老龄问题上持有一种逃避的态度。这种逃避的态度扭曲了社会养老制度,也决定了养老机构的官僚化、医院化乃至监狱化。正如葛文德所写,在那样的地方,老人终将死于三大瘟疫:厌倦感、孤独感与无助感。爱丽丝就是如此。在老年公寓住了不到两年,86岁的她以一种决然的方式告别了糟糕的生活。她躺在疗养院的床上,默默忍受着腹部的疼痛,没有惊动任何人,包括同屋。即使咯血,她也没有按响呼叫铃,直到第二天早上离世。

爱丽丝脱离了痛苦,然而在葛文德的笔下,还有更多的老人在困境中寻找出路。葛文德认为,要帮助老人战胜厌倦感、孤独感与无助感，既需要直面的勇气，也需要创见和想象力。然而在此之前，观念的转变才是第一位的。首先我们应该认识到衰老是一个生命现象，而绝非医学问题。医学专注于身体的修复，但对于生命的衰朽无能为力。因此，将养老与治疗混为一谈是错误的。在治疗过程中，病人信任医生的权威无可厚非，然而在养老过程中，老人的生活应该属于他们自己，尽管他们也需要别人的照顾。

实际上，没有哪个人的生活离得开别人的帮助。就像葛文德写的那样："我们的生命天生互相依赖，受制于远远超过我们自身控制力的力量和情形。"在这一点上，年轻人和老年人并无不同。不能因为老人需要更多的帮助和照顾，我们就认为他们失去了自由，或者不配享受自由。

让自己的生活免于限制，这样的自由固然重要，然而衰老提醒我们，即使一个人遭遇能力或资源等条件的限制，他依然有可能保有自由——只要他依然是自己人生故事的作者。这是一种忠实于自我的"自主性"，赋予人生以意义感。正如哲学家罗纳德·德沃金（Ronald Dworkin）所说，这种自主性的价值在于，它促使我们每个人产生了一种责任：根据某种连贯且独特的自我感、信念感和兴趣，负责地塑造自己的生活。

如何保持生活的连贯性？心理学家丹尼尔·卡尼曼

(Daniel Kahneman)在实验中发现,当一个人事后评价自己在某个过程中遭受的痛苦时,往往遵从"峰终定律"(Peak-End rule)。即以最糟糕的时刻以及结束的时刻来评估整个过程的感受。其实,每个人看待自己的人生时都遵从这一定律。我们用高峰时刻的悲愁,也用生命尾声的体验来评价整个人生。显然,如果一个人在老年时出现巨大的痛苦,或者发生决绝的断裂,他的一生就谈不上连贯、完整和有意义。

可能正因如此,葛文德对安乐死或"辅助自杀"(assisted suicide)的评价很负面。他认为人生的目标不应该是"好死",而应该是"好好地活到终了"。在他看来,像荷兰人那样,每35个人中就有一个人在死亡时寻求辅助自杀的现象,不是制度成功的标志,而是失败的标志。事实上,荷兰的姑息治疗(亦称善终服务)发展较差,与安乐死的制度化不无关系。

怎样才算是好好地活到终了?葛文德将父亲的临终故事作为问题的最佳答案:他的父亲知道病情后,几乎在每个阶段都做出了明智而勇敢的抉择。直到生命的最后几天,在身体允许的情况下,他仍然如饥似渴地享受生活的乐趣。

根据印度的古老习俗,骨灰撒进恒河,故人才得解脱。葛文德遵从父亲的遗愿,来到恒河边上。在那里,他烧了香,把拌有花、草药、槟榔、米饭、葡萄干、水晶糖和姜黄的骨灰撒进了那条污染严重的大河,还按照圣僧的指引,喝了三杯恒河水。在此之前,作为一个不信神的医生,葛文德上网查了恒河的细菌计数,并预先服用了抗生素。即便如此,由于忽略了寄生虫的问题,他还是感染了贾第虫。

我想我能理解葛文德的行为,就像理解《最好的告别》这本书。凡人皆有一死("Being Mortal"直译过来就是这个意思),唯有一个人与社会、历史及未来发生更多更紧密的联系,人生才会连贯,短暂才会永恒。

所以,尽管讨论的是生命的悲剧性,《最好的告别》一书并不悲观。相反,这既是一本反思之作,也是一部战斗之书。在书中,我读到了不少战斗的篇章,那是人们正在践行他们的自由。在这中间,有老人,也有帮助老人的医生、家人和社工,还有那些愿意改变的养老机构。失败触目惊心,成功微乎其微。但它们本身正是勇气的标志,希望的象征。

# 末日或许很平淡

　　20多年前我读大学时,很喜欢上微生物学的实验课,有趣,也有难度。记得一位老师被我们这群没头苍蝇一般的学生气得发疯,撩开衣角指着后腰说:"我都被你们气出带状疱疹啦!"华发颤颤,形容悲戚。还有一次,她指导我们培养口腔杂菌。用牛肉汤和琼脂制作培养基,各自对培养皿轻咳一声,然后将其置入培养箱,24小时后查看菌落数量。培养的结果相差无几,三三两两而已,唯独H同学的培养皿里黄黄绿绿一派繁荣,吓得大家很久不敢和他往来。

　　唤醒记忆的是马丁·布莱泽(Martin J. Blaser)的著作《消失的微生物》。在书中,他提到的知识点就像启动记忆的按钮,频频触发我。现在才知道,被中国人称作"蛇缠腰"的带状疱疹(herpes zoster),跟我小时候出的水痘,其实是同一种病毒引起的。通过呼吸被它感染的儿童,会发热出疹子,甚至浑身长水疱,两三周才会痊愈。然而病毒会在脊髓和外周神经里潜伏数十年,等我们老了,一旦免疫系统变弱,就可能再度爆发。

至于 H 同学的培养皿,布莱泽也有答案。原来,我们每个人的体内微生物不仅像指纹一般独一无二,而且整体数量上也有很大差异。

被布莱泽唤醒的还有一个事实:微生物才是地球的真正主宰。30 亿年前,是它们制造了氧气,奠定了生物圈。30 亿年后,它们仍是地球生物量(biomass)的主体,其数量和质量都超过植物、鱼类、哺乳类、爬行类等肉眼可见的生命形式的总和。不但如此,微生物的种类也极其繁多。同样是杆菌,大肠埃希菌与梭状芽孢杆菌的谱系差异,大过一棵玉米和一个人的差异。面对浩渺无垠的微生物世界,人类的确犹如沧海一粟。因此,杰出的古生物学家斯蒂芬·古尔德(Stephen J. Gould)说,根本没有什么两栖动物的时代或哺乳动物的时代,一切都是永恒的微生物时代的一部分,"过去如此,现在如此,将来还是如此,直至世界终结"。

在漫长的演化中,人类逐渐适应了这个世界,但群居规模的扩大,还是带来不少问题。譬如血液感染、食物中毒以及大范围流行的传染病等。这些问题,自有抗生素以来,似乎得到了全面解决,然而从历史的维度看,那只是片刻的喘息。2016年9月21日,出席联合国大会的193个成员国共同签署宣言,承诺管制抗生素,以对抗俗称"超级细菌"(superbugs)的抗生素抗药性病原体。可见人类与微生物的相处模式正处在前所未有的危机之中。专家们预测,抗生素的滥用如果不加控制,到2050年将有数亿人死于无药可救的细菌感染。

不过,超级细菌只是这场危机的一部分。如果我们不对自身与微生物的关系进行全面评估,未来必将更加黯淡。因为那些所谓的超级细菌并非天外来物,它们一直都存在。如果人类不犯错,它们就没有子嗣暴增和种群扩大的机会——《消失的微生物》的要点就在这里:检视微生物世界的现状以及这一现状给我们造成的后果,继而在反思的基础上调整人类与微生物的相处模式,防止比超级细菌更大的灾难将我们吞没。

毫无疑问,这项工程相当浩大,不可能依靠少数人来完成。幸运的是,人类进入21世纪以来,十余个阵容强大的微生物研究项目已经展开或即将实施,有些已取得了阶段性成果。譬如美国的人类微生物组计划(Human Microbiome Project,HMP)、欧盟和中国的人类肠道宏基因组计划(Metagenomics of the Human Intestinal Tract,MetaHIT)等。2015年10月,科学家们一致呼吁,实施国

际微生物组研究计划(International Microbiome Initiative,
IMI)。话音未落,2016 年 5 月,奥巴马政府推出了"国家微
生物组计划"(National Microbiome Initiative, NMI),启动
资金高达 1.2 亿美元。

事实上,我们完全可以把《消失的微生物》看作上述工
程的成果之一。作为人类微生物群系研究的先驱者,布莱
泽在人类微生物组研究计划中扮演了重要角色,也是该项
目在纽约大学的负责人。显然,没有谁比他更适合来总结
这场危机,并提出可能的解决之道了。

布莱泽首先提醒,一些本应成为常识的观念未能成为
社会共识,导致我们的公共卫生和医疗体系有失偏颇,滥用
抗生素的根本原因就在于此。我们总是忽略了地球是属于
微生物的,而且我们也是。微生物不单是人类生存的外部
环境,也是我们的组成部分。人体有 30 万亿个人类细胞,
却有多达 100 万亿个细菌和真菌。也就是说,你我身体的
70%—90%是由微生物构成的,它们加起来约有 1.3 千克,
跟一个成年人的大脑差不多重。

从基因的角度看,情况更加清楚。我们身体的人类基
因只有 2.3 万个,另外 99%的基因都属于微生物。我们的
基因在活动,微生物也一样,复制、转录、表达、调控,既维系
着它们的生存,也影响着我们的生命。它们像热带雨林中

的蕨类与萝藦,看起来微不足道,却是维系生态平衡不可或缺的要素。由微生物构成的群系(biome),简直就是我们的器官,有着无可替代的生理功能。身体气味、代谢能力、营养水平,以及更重要的免疫功能,我们身体的方方面面都和它们分不开。

要理解这种生态思维似乎不难,但把它转化成指导实践的常识却不容易。人类天生是二元论者,阴阳、黑白、善恶、敌友,简单而直接——金黄色葡萄球菌会引起食物中毒,是病原菌;嗜酸乳杆菌能抑制幽门螺杆菌的生长,是益生菌。这种非黑即白的传统思维不及时改变,长期的负面效应终将压垮人类。

幽门螺杆菌的"遭遇"是个典型。布莱泽是最早开发幽门螺杆菌血清检测试剂的研究者。起初他跟其他专家一样,认定这种细菌是导致胃溃疡的罪魁祸首,和胃癌的关系也证据确凿。自从世卫组织将其列为一级致癌物,幽门螺杆菌被赶尽杀绝,以惊人的速度从大多数人的胃里消失。然而布莱泽很快觉察到事情有点不对劲,一种名叫胃食管反流的疾病变得越来越常见,而它与幽门螺杆菌之间有很强的负相关性。之后大量的实验表明,幽门螺杆菌不但能够调节胃酸分泌,从而降低胃食管倒流和肺腺癌的患病风险,还能减少哮喘、花粉症和皮肤过敏等免疫系统疾病的发病概率。令布莱泽遗憾的是,他的不少同行看待幽门螺杆菌仍然满怀敌我意识,总想彻底消灭之。

布莱泽甚至觉得自闭症也与敌我意识有关。这一疾患1943年才被首次描述,之后发病率一路飙升,在美国高达1.1％的儿童被诊断为自闭症或泛自闭症,中国的现实也不乐观。有些研究者怀疑,自闭症主要跟遗传和基因有关。但布莱泽认为,肠道微生物也是关键因素之一。

由于抗生素的滥用,或者剖腹产的缘故,不少婴幼儿在两三岁前没有形成完善的微生物群系。缺少微生物的参与,他们的肠神经系统(Enteric Nervous System, ENS)就会出现发育问题。而当这个素有"第二大脑"之称的自主神经系统出了问题,它就无法正常地向脑神经系统输送血清素和多巴胺等神经递质。众所周知,血清素是神经系统的调控因子,多巴胺是它的兴奋因子。如果它们出了乱子,婴幼儿的脑发育就难以保证,认知发展和情绪培育就会出现障碍。尽管布莱泽说他的这个理论尚属探索阶段,但不少实验证明,自闭症患儿的血清素水平的确发生了紊乱。

肥胖症、青少年糖尿病、胃灼热、乳糜泻……布莱泽还列举了不少现代疾病。这些疾病或多或少都与体内微生物的消失有关,与微生物群系失去多样性、变得不平衡有关。

现在我们知道了,这是一种双重的危机,既是人类的,也关乎微生物。当年生物学家蕾切尔·卡森（Rachel L. Carson)将杀虫剂和除草剂造成的生态灾难称为"寂静的春天"，布莱泽则将抗生素滥用造成的双重危机称为"抗生素的冬天"。这个说法很生动，正如布莱泽所说，抗生素跟冰激凌一样，人人需要，人人喜欢，问题是我们会不会失去节制，不断滥用。因此，重点不在于抗生素，而在于我们究竟怎么看待那些与人类共处的微生物。

布莱泽指出，仅2010年一年，美国儿童使用抗生素就多达4 100万例，针对他们开出的药方中每8个药方就有5个离不开抗生素，其实大多数都是毫无必要的。当他得知中国的抗生素使用量比美国还高时着实吃了一惊。而事实上中国患者的抗生素使用量至少是美国的两倍。在养殖业，中国的抗生素用量是美国的5倍，实在是触目惊心。我在医院就目睹过好些病人强烈质疑医生的处方里没有抗生素，尽管医生解释说抗生素在治疗中不起作用。我甚至觉得，滥用抗生素已经成为现代社会的一种顽固的习俗，一种亚文化。

有数据表明，美国南方各州的抗生素使用量比北方各州高出50％，很难想象这两个区域的细菌感染发病率会有这么大的差距，背后很可能有不同的习俗或文化在起作用。不过从另一面看，要改变滥用抗生素的现状，应该多从文化习俗着手。

在这方面,法国人的行动值得学习。2002年至2006年,他们使用了4.53亿例抗生素,平均每个月大约1 000万例,是欧洲滥用抗生素最厉害的国家。2006年法国卫生部门开展了一项旨在改变民众习俗和用药文化的运动,口号就叫"抗生素不是万金油"(Antibiotics are not automatic),一年之间把抗生素的使用量降低了26%,3岁以下的儿童降幅更是达到了36%。

当然,更重要的是制度上的安排。譬如限制乃至禁止养殖业的抗生素使用——这些毫无必要的抗生素通过食物和水,最终都会进入人类的身体。我们也要审视剖腹产的利弊,从原则上引导女性选择自然分娩。诸如此类。

医学史家罗伊·波特(Roy Porter)曾经把人体比作医生与疾病的战场,如今这个观点该到了修正的时候。战争不是生命的常态,战场更不是形容身体的恰当词汇。就像布莱泽在《消失的微生物》里讲述的那样,人体是一个由亿万微小生命汇聚而成的多元世界,如果我们理解不了或维护不了这种微观生态,人类就没有未来。或许那时候我们才明白,没有什么天崩地裂,末日或许很平淡。

# "感受"让人类的未来免于无聊

读安东尼奥·达马西奥(Antonio Damasio)的作品,总让我想起"布里丹之驴"——一头理性的驴子,面对两堆一模一样的干草时,会因无法取舍而饿死。

达马西奥是葡萄牙裔美国人,南加州大学的神经科学、心理学和哲学教授。在认知神经科学领域,他的成就堪与该学科的奠基人迈克尔·加扎尼加(Michael Gazzaniga)比肩,只是二人的问题意识与研究重点不同。加扎尼加主要研究大脑的工作机制,达马西奥则侧重于情绪和感受。而情绪和感受,并不完全属于大脑,而是脑与躯体互动的产物。

达马西奥的这个观点在 20 世纪 90 年代无疑是震撼的。在他之前,西方的心灵哲学已经从原来占统治地位的身心二元论转向了身心一元论,但那时候一元论的意义相当贫瘠,几乎与机械论无异。达马西奥的观点极大丰富了身心一元论的内容,让人不再以为所谓心智只是钟表齿轮发出的咔嗒声。

很多时候,机械论很像一种难以根除的寄生植物,吸干了身心一元论这棵大树的汁液。它曾经跟身心二元论一样濒临没落,却随着人工智能的兴起卷土重来。这一事业如此强势,以至于人们不再把计算机当作大脑的比喻,而是大脑本身。

不少学者也这么认为,比如图灵(Alan Turing),比如司马贺(Herbert Simon),比如马文·明斯基(Marvin Minsky)。在他们看来,如果一个东西看起来像鸭子,游起来像鸭子,走起来也像鸭子,那它就是一只鸭子。所谓心智也好,智能也罢,皆是如此。早在18世纪,启蒙思想家狄德罗就"预演"了这种思路。他说,如果一只鹦鹉能够回答人类的所有问题,那就应该毫不犹豫地宣布它具有心智。图灵测试遵循的是同样的逻辑:假如我们在交流中没有办法仅凭理性判断藏在幕后的是人还是机器,就应该大方地承认,幕后的那个家伙与自己拥有同等的心智。

在他们看来,智能机器人、超级计算机与人类心智的区别仅在于"硬件"的不同。一类是硅基集成电路,另一类是碳基化合物,其余部分都一样,全是"算法"。马文·明斯基就说过，理性是算法，情绪也是算法，情感和直觉同样是算法。

坦率地讲，这样的理解有助于人工智能的发展，对认识人类的心智却帮助不大，甚至存在误导和悖谬。表面上看，他们的观点很像机械论的升级版，但这种区分硬件与软件的思路，实际上已是借尸还魂的身心二元论。它导致人们普遍以为，心智就像电脑软件，运行在大脑这个硬件上。又或者，身体是支撑大脑运行的电力系统。这两种误解一起构成了世人看待心智的隐喻框架，甚至演变成新的科学神话。

在认知神经科学领域，达马西奥对身心二元论和机械论的批判是最有力的。早在1994年，他就在《笛卡尔的错误》一书中指责那些认为无需讨论身体就可以理解心智的人是二元论者，而那些认为只需讨论大脑就可以解释思维的人仍然是笛卡尔的俘虏。他的批判主要基于他多年来对情绪和感受的研究。事实上，正是达马西奥的这本书，让整个学界意识到情感也是心智的一部分，过去那种将理性等同于心智的观点实在是过于狭隘了。就像他在最近的著作里所说的那样，"脑和身体浸泡在熬制心智的同一锅汤里"。

不过在我看来，达马西奥的第二本书《感受发生的一切》比《笛卡尔的错误》更厚重扎实。在这本书里，他首先对三种密切相关的生理现象做了界定和区分。在此之前,它们常常被人混为一谈或颠倒次序。这三种现象分别是"情绪""对情绪的感受"以及"对感受的感受"。

在主流论述中,情绪是一个动态的体验过程。其中,感受是发生的第一步,例如恐惧、快乐、愤怒、悲伤等。伴随着感受,身体会产生相应的反应。譬如肌肉紧张、心跳加快、瞳孔放大、体温下降、肾上腺素上升等。接下来,是对身体反应的内在体验,即主观评价。

然而达马西奥颠覆了这一主流叙述。他认为,情绪是先于感受的生理现象,其内涵基本上相当于由外部刺激事件引发的内分泌反应和身体反应,它的产生不需要大脑皮质的参与。

换句话说,当情绪发生时,"我"不会意识到它。只有当这些情绪反应的信号返回中枢神经系统,被临时地建构成某种对应的心理表象时,"感受"才会出现。接下来,如果这种心理表象被自己有意识地觉察到,就会出现"对感受的感受",呈现为一种主观视角的体验。

说起来有些复杂,心理学家保罗·艾克曼(Paul Ekman)为此提供了一个简洁有力的证明。艾克曼是研究表情和情绪的权威,他发现像表情这样的身体变化的确可以引发相应的内心感受。哪怕一个虚假的微笑,也能产生愉悦。如果这种微笑调动的面部肌肉更加到位，那么产生的愉悦程度就会更高。可见，情绪的确是先于感受的。

达马西奥在《当自我来敲门》一书里再度强调了感受的地位。他认为，感受是我们在情绪表达过程中对躯体的所作所为的知觉，以及对同一时间内我们的心理状态的知觉。情绪与感受有着完全不同的神经基础，二者的重大区别在于心智的有无——那些没有心智的动物也可能产生鲜活的情绪，却没有感受。

不过我个人觉得《感受发生的一切》是达马西奥迄今为止最好的作品，它让我再一次想起哲学家大卫·休谟的告诫："理性是且只应是激情的奴隶。"休谟说得有些偏激，而达马西奥温和地提醒我，只要有情绪和感受存在，就不必担心那头"布里丹之驴"会饿死。

阅读此书的间隙，我还读了《寻找斯宾诺莎》。借助哲学家的洞见，达马西奥探讨了情绪和感受的深层意义。他特别佩服斯宾诺莎说过的一句话："万物无不拥有维护自身存在的天然倾向。"有时候，所谓的"天然倾向"（conatus）也被翻译成更为主动的"努力"或"欲求"。

达马西奥由"天然倾向"想到了生物学中的"内稳态"（homeostasis）。在他看来，内稳态就是天然倾向的调节机制，生命体通过它们，达成体内的动态平衡。经过数十亿年的演化，某些生物在内稳态的基础上产生了神经系统，产生了情绪，产生了感受，产生了意识，甚至产生了文化。

在新著《万物的古怪秩序》里，达马西奥对内稳态的概念做了全面的升华。他认为"动态平衡"尚不能准确反映内稳态的正向调节作用，对于生命而言，内稳态的驱动力完全可以和基因相提并论。尤其是对于意识与文化的涌现，在基因层面上无法解释的现象，在内稳态的基础上可以得到很好的阐释。因为积极的内稳态包含着保守的基因所缺乏的协调性与合作性。没有协调与合作，就不会产生复杂的生命。例如单细胞生物演化为多细胞生物遵循的就是这样的原则——为了维护自身的内稳态，放弃部分的独立性，通过合作的方式，与其他生命体交换利于生存的利益。最经典的例子是线粒体、叶绿体与生物体的内共生关系，而最复杂的例子则是包括神经系统在内的全身系统。

在此基础上，达马西奥提醒人们不要把心智看成领导者或指挥者，它存在的理由是为内稳态或者说为身体服务。换句话说，没有身体，就绝对没有心智。

如果说内稳态通过内共生的方式帮助个体实现了生存和兴旺，那么它对个体与个体的外共生关系有没有促进作用呢？达马西奥的回答是肯定的。他认为，大多数物种为了维持内稳态都有"未经任何慎思而表现出来的丰富的社会行为"。虽然这些社会行为是通过千亿年的演化,以遗传的方式镌刻在它们的基因之中,但这些"前文化"的行为与真正的文化之间并不存在不可逾越的鸿沟。

促使拥有心智的物种跨越这一障碍,出现真正的文化行为和文化现象的决定因素之一,仍然是达马西奥反复强调的"感受"。为了谋求理想的内稳态,感受不仅有力地调节着个体的生命过程,还扮演着个体与个体合作的评估者、谈判者与仲裁者。由此,它成为个体之间无可替代的纽带,文化的真正联系人。

在《万物的古怪秩序》里,达马西奥忍不住再度抨击了那种把生命等同于算法的流行观念。因为在他的理论中,感受永远无法离开身体而单独存在,而没有感受的人工智能或机器人即使拥有智能,也无法具备心智、意识和人性。他对"奇点临近"的时髦论调嗤之以鼻,更指名道姓地批评以色列历史学家尤瓦尔·赫拉利(Yuval Harari)对人类未来的想象"极度苍白和无聊"。

达马西奥的结论是,与其担心反乌托邦式的未来前景,不如着眼于人类的现实处境。为此,我们应该关注人类普遍的痛苦与快乐,关注人类如何保有丰富的感受,让理性和情感共同为人类社会的健康、团结与合作服务。

纵观达马西奥长达25年的著述,可以看出他对人类心智的构造方式有着极具原创性的理解，同时也可以清楚看到，"感受"在他的学术思想中居于何等重要的地位。没有身体，就没有感受。没有感受，就没有心智。没有心智，就没有文化。阅读达马西奥的一步步推理，我从中得到了智性的愉悦和满足。

略感遗憾的是，最近国内重新出版的达马西奥著作都省却了原书的注释和参考文献，将其做成电子版另行发布。出版方给出的理由是环保和成本，我觉得有些牵强，对于认真的作者和读者来说也很不公平。

# 理性的耻辱与科学的噩梦

多年前读福柯的《古典时代疯狂史》，既解惑又生疑：人类社会到底有没有以精神失常为表征的生理疾患？还是说，一切都是知识和权力的建构？如今想来，我似乎下意识地试图从历史中找寻答案。最近读医学史家安德鲁·斯卡尔（Andrew Scull）的著作《文明中的疯癫》，感觉有收获。

单纯的生理疾患没有历史。没人关注咳嗽的观念演变，也没有人对腹泻的时代特征感兴趣。但是有些疾病从来都不简单，它们既是对身体的折磨，也是对心理的侵扰。更重要的是，它们不仅威胁自身，还会对他人造成强烈的影响，甚而在实际层面与象征层面上动摇社会秩序。这样的社会性疾病，才是有历史的疾病。比如传染病，比如精神失常。

希波克拉底讨论过他那个时代的"圣病"。在他看来，所谓"圣病",一点儿都不特殊,同样由自然的原因引起。将其神圣化的人,要么是无知之辈,要么是江湖骗子。希波克拉底说的圣病,历史上一般称之为"疯癫"(madness),与我们现在所说的精神疾患大致同义。

暂且不论西方医学之父的对错,只需稍具历史想象力即可懂得,希波克拉底的见解在当时太过新颖。面对令人束手无策的疯癫,将不幸归因于神明、邪魔和命运,远比托付给力有未逮的医术更为安心。不过,希波克拉底提供的新思路无疑是革命性的。从此,非自然解释与自然解释形成了长期的"双轨制",让医生和巫祝以不同的方式为疯癫之人提供安慰。

比希波克拉底的时代晚不了多少,中国人在《灵枢》中就有专篇讨论疯癫之症。在东方,人们对疯症成因的看法也分成自然与非自然两种。不同的是,这两种观念有明显的等级特征。社会精英很早就认识到疯癫的生理属性,但身居底层的多数人仍然求助于祈祷、法事和神灵。

正所谓"医乃仁术",在医儒不分的传统下,中国医生比西方同仁更早关心疾病与医疗的社会意义。即使坚信精神失常源于器质性问题的医生,也不得不倍加留意疯癫对群体造成的损害。由此,人们想方设法应对疯癫之举的社会性破坏,最终形成了一套融入礼法的惩戒原则。结果是两方面的:一方面,疯癫的社会属性得到了前所未有的重视;另一方面,保守的制度也束缚着社会观念,使得人们对疯癫的认识和治疗裹足不前。

重大进展出现在伊斯兰世界,标志是医院的普及。面向患者和弱者的医院,其雏形见于拜占庭帝国,但这种不同于战地医院的慈善机构得以推广,是在伊斯兰教统治下实现的。在最早的医院里,疯癫者就在第一批收治的病人之列。从8世纪末到12世纪,伊斯兰城镇遍布大大小小的医院,其中也不乏专门处置精神错乱者的空间。

可以想见,医疗机构的建立对于疯癫而言,是一种定义上的更新。尽管在今人看来,这种定义包含着难以忍受的残酷,可是想到长期以来被社会和家庭遗弃荒野、自生自灭的人,这些残酷仍有着无可奈何的价值。

与伊斯兰世界形成对比的是罗马帝国崩溃之后的欧洲,那是一个贫困、暴力和病魔肆虐的时期,短促的平均寿命足以证明这一点。另一个显著的佐证则是识字率。从7到13世纪,中世纪欧洲的绝大多数人丧失了起码的读写能力,医学也不可避免地沦为文明凋敝的牺牲品。这直接导致人们看待疯癫的观念陷入停滞甚而倒退。

别说医学,就连宗教也跟着堕落。早期基督教强烈反对偶像崇拜,把施行法术当作奇技淫巧。但是到了中世纪,基督教在向北方蛮族传教的过程中似乎沾染上了萨满的习气，认定摧毁异教神庙，驱离依附于人身上的魔鬼，树立形形色色的圣人，施展更多更强大的神力，就足以治愈那些灵魂扭曲的疯癫之人。

教徒热衷于"搭救"那些疯癫者，是因为驱魔的过程特别能彰显上帝的全能。不少中世纪的绘画和雕塑都在描绘这样的场景，文学也不例外。譬如在《神曲》里，但丁对第八层地狱的欺诈者、作伪者施以的惩罚就是让他们染上麻风、水肿和疯癫。

疯癫是罪孽的结果，罪孽是最严重的疯癫，而所谓罪孽，就是违背神的旨意。这种把疾病当作恶行的社会观念改变了疯癫的定义，也主宰着患者的命运。

直到欧洲的社会经济状况逐步改善，这一局面才得以改观。大学出现了，医生有了自己的行会，被伊斯兰世界保存和发展的医学典籍，连同他们的医院一起成为学习和效仿的对象。一个有别于僧侣的知识阶层开始壮大成型。渐渐地，医生们发现他们手中有了一个无比强大的知识架构。凭借它，医生不仅可以描述疯癫、解释疯癫，还可以为大众提供一种与宗教截然不同的信念，让患者和他们的亲人相信，世上的确有人懂得他们的痛苦究竟因何而起，也知道缓解甚或治愈疯癫的方法。现在看来，这种重返理性的态度显然昭示着文艺复兴的精神。

矛盾的是，尝到理性"甜头"的人在某些时候反而会变得更激进。在这样的人眼里，疯癫并非自然，而是对理性的冒犯、亵渎和羞辱。最典型的就是猎巫运动。这项既狂热又残酷的大规模迫害活动虽说早已存在，高潮却出现在16世纪至17世纪，适逢欧洲文艺复兴的鼎盛期，这足以说明观念与事实的错位可以达到何等惊人的程度。这也意味着在医生和教士的联手下，不少精神疾患被逐出了疯癫的范畴，被赶入了天谴、邪灵、撒旦以及黑暗势力等超自然领域。反倒是莎士比亚那样的文学家，还愿意把疯癫置于人性之中，尽管他们的初衷是娱乐大众。可惜在他们笔下没有内在的、安静的疯癫可言，舞台上无休无止的躁狂和暴烈，昭示着难以挽回的人物命运。偶尔也有恢复了理智的文学角色，可那个人一旦清醒，就会像堂吉诃德那样死去。

在这一时期，贵族和知识阶层迷恋的是忧郁症。毕竟，这种无伤大雅的疾患不会给社会带来太多的恐惧。与此类似，还有各种疑神疑鬼的癔症和歇斯底里的精神崩溃，这些得到"资格认证"的疯癫在文化的助推下流行开来。事实上，人们心照不宣地把它们视为文明开化和高雅文化的明证。一位英国医生就认为，神经疾病是社会地位的产物和证明，傻里傻气的下等人不会情绪低落，只有生活优雅的上流人物才会神经衰弱。这种曲折的自我恭维，连大卫·休谟也抵挡不住。

在福柯看来，从中世纪晚期到文艺复兴时期，社会对待疯癫的态度还算宽容，顶多用"愚人船"之类的方式将疯癫者放逐。只是到了 17 世纪至 18 世纪，疯癫才受到了更残酷的对待。因为在启蒙时代，疯癫被视为与理性势不两立的敌人，成为体制全面压制的对象。但是斯卡尔对疯癫史的梳理与福柯的描述有明显出入。线性化的分期或许有利于理论批判，却有可能忽略了事实的复杂性。放逐、禁闭、收容、矫正、规训，每一项针对疯癫的社会措施在那个时代都不是排他性的，它们的理由和动机也相互纠缠。医学的、神学的、政治的、社会的目的，以及纯粹的利益，使得近现代的精神疾患在现实世界呈现出前所未有的纷繁芜杂的特点。

应对疯癫的机构既有污秽不堪的疯人院，也有清洁雅致的疗养所，很多时候重点在于阶级，而不是理性。这并不意味着福柯的批评全错了。他认为精神病学以及治疗是一种庞大的道德监禁。但我要说，这座巨大的"监狱"也有待遇不同的"牢房"，穷人没有能力患上"体面"的疾病。另一方面，从古典时代到 19 世纪，再到我们的时代，"疯癫"这个词逐渐隐退，"精神疾患"取而代之，整个演变的过程仍有正面价值。

要点是我们如何看待人，看待人性。一些人认为，人性存在某种本质性的东西，只是这种东西一直遭到社会的污损和扭曲，甚至彻底丧失。在这些人眼中，文明无非是社会压倒个人的全部过程。粗略而言，福柯对疯癫的剖析建基于此。顺着异化论的"逻辑滑梯"，诞生了更激进的观点——疯癫根本就是社会建构出来的神话（myth），疯癫者不是身体有病的人，而是社会的受害者。可是，有没有超脱社会的人性？或者说，个人必然与集体水火不容吗？我有些疑虑。

但不管怎样，异化论推动了精神病学的发展。它帮助医学在这一领域取得了无上的权威，在观念上实现了将"疯癫"更替为"精神疾患"的巨大转变。

因此，19世纪的法国人更喜欢把精神病学称为"aliénisme"（异化学），而不是德国人发明的"psychiatry"。他们还称精神病医生为"异化学家"，英语里的"alienist"就源于此。

古怪的是，异化学家也兜售退化的观念。他们毫无新意地再次将疯癫视为社会败坏的产物，把精神失常者置于文明的对立面。不过可以想见，经过两次世界大战，异化与退化的观念都大幅消退，几乎所有人都看到了战争才是最大的疯癫。医生们把空洞的哲学思考撇在一边,致力于医疗技术和药物研制的发展。休克疗法、电击疗法、脑白质切断术……像钟摆一般,精神病学又走向另一个极端,把一切问题归因于身体和大脑。

一些人开始怀疑,精神疾患似乎是为了配合医疗技术和药品研发而发明出来的。到了 20 世纪下半叶,这种不无道理的质疑明显加剧。如果说作家海明威、诗人普拉斯等人的自杀还没有唤醒大众的警惕,那么《飞跃疯人院》《发条橙》等影视作品却做到了。人们尖锐地批判了精神病学的极端化,甚至有理由怀疑精神分裂是否真的存在,以及抑郁症是不是制药公司的阴谋。

直到今天,这样的怀疑还在继续。比如说,注意力缺失症是不是虚构出来的? 被全世界医生视为圣经的《精神障碍诊断与统计手册》罗列的精神疾病是不是一个"彻头彻尾的科学噩梦"? 这样的质疑不仅来自社会大众,也发生在精神病学内部。

也许正是因为怀疑,精神病学才有了长足的进步。一个主要证据来自精神病院的住院人数。据统计,今天美国大概有 5 万名患者住院治疗,而在 1955 年,这个数字至少超过百万,在其他国家也呈现出相似的趋势。因此在《文明中的疯癫》的最后,斯卡尔没有妄下断言,而是继续提出疑问——精神疾患真的可以完全简化成生理问题吗？我认为，一个社会或一种文化，如何看待精神疾病，如何给症状分类和排序，如何医治并预测病程和疗效，这些都会影响精神疾病本身。因为"疯癫"是最个人的也是最社会化的疾病，只要人性没有终极定义，"疯癫"就不会被彻底定义。

# 一个观念的奇特命运

在学术上，哈耶克视凯恩斯为一生之敌，但他非常赞同凯恩斯对观念（idea）的看法。后者认为，就观念而言，"这个世界确实是由少数人操纵的"。而哈耶克在引用了学术对手的原话之后还不忘附上一句："长远来看，是观念，因而也正是传播观念的人，主宰着历史发展的进程。"

真的存在什么历史进程吗？我有些半信半疑。不过他们倒是时刻提醒我，世上最基本的观念也可能并非永恒之物，而是经由特定的生产者和传播者才获得生命与历史的。在这个意义上，斯蒂芬·格林布拉特（Stephen Greenblatt）的《大转向：世界如何步入现代》提供了一份有趣的证明。因为这本书讲述的核心就是观念与传播。你会发现，就连"快乐的价值高于痛苦"这种看似天经地义的观念其实也不像世人以为的那样理所当然。

《大转向》的故事有些复杂,其风格很像意大利作家卡尔维诺的小说。如果将其进行一番线性的梳理,事情大致是这样的:格林布拉特是研究莎士比亚的专家,读大学时在打折书店无意间找到了一本《物性论》,多年后在个人生活的某个节点忽然燃起了探究此书由来的好奇心。

　　《物性论》是古罗马诗人卢克莱修创作的长诗,此人是古希腊哲学家伊壁鸠鲁的忠实追随者,这首诗基本上可以视为伊壁鸠鲁主义的文学版本。所谓伊壁鸠鲁主义,包含两方面的内容,一是原子论的世界观,二是享乐主义的伦理观,二者密不可分。在伊壁鸠鲁看来,世间万物皆由坚不可摧的原子构成,包括知觉、灵魂和神祇等现象。既然一切都是原子的聚散,故而生命也仅限于此生,没有来世、复活、不朽和上帝。明理之人当然应该珍惜人生、追求快乐,避免无谓的焦虑和痛苦。

　　作为伊壁鸠鲁主义的优雅表述,《物性论》获得了西塞罗、维吉尔等人的赞扬,可是对笃信永恒的人而言,快乐至上的观念绝对是一种威胁。基督徒更是受不了这类异端邪说。因为在他们的信仰中,现世的痛苦是通往天国拯救的踏脚石。也就是说,他们必须坚信痛苦不仅有着积极正面的意义,而且必定高过快乐的价值。一如耶稣的行迹所展示的,那才是值得他们效仿的唯一生活。

当基督教获得统治地位,伊壁鸠鲁、卢克莱修以及《物性论》的命运便可想而知。早期的诋毁和嘲笑转为压制和焚毁,到了中世纪,快乐至上的观念已经荡然无存,取而代之的,是对痛苦的崇敬。的确,对于虔诚的人来说,要矢志追随殉道者的脚步,还有什么比受苦更可靠的方法呢?千百年来,修士们纷纷用自我鞭挞的方式体验救世主的痛苦,也用痛苦至上的观念锤炼大众忠诚驯服的精神。如果把这种观念具象化,大概就像 14 世纪初一个修女所写:"鞭子抽打的声音响彻整个修道院,在上帝的耳边响起了比任何旋律都要悦耳的声音。"

又过了百余年,观念的历史因为一个名叫波焦·布拉乔利尼(Poggio Bracciolini)的意大利人发生了新的转向。这一切源于他在深山里的发现。在一座修道院中,他找到了一本《物性论》的手抄本,从此唤醒了伊壁鸠鲁主义的幽灵。

波焦这个人很有意思,矮小、和蔼而精明。他生于1380 年,是一个负债累累的公证人的儿子,自己的第一份职业也是公证人,不算体面,但颇有需求。他的拉丁文书法也不错,靠抄写书籍和文件有了最初的积蓄和名声。慢慢地,这个外乡人和佛罗伦萨共和国的上层人士搭上了线,还养成了收藏的雅癖。23 岁时,波焦在贵人的帮助下去了罗马,成为教皇的"使徒文书",并从这个特别的抄写员职位上一路升迁,做到了教皇秘书乃至贴身秘书的位置。

波焦爱书成痴,把阅读视为获得内心自由的最佳途径,搜罗古籍更是不遗余力,为一本传说中的经卷常常像猎人那样冒着一无所获的风险前往深山密林。他坚信在那些湮没无闻的修道院里,懒惰无知的僧侣们守着古老文明的遗存,浑然不知它远比自己所在的世界更加伟大。而那些经典就像监狱里的囚徒,如果自己不及时出手搭救,第二天就会被野蛮人撕成碎片。《物性论》就是这样被他从欧洲中部一处小修道院里救出来的——他从灰尘中一眼看出了它的非比寻常。

修士们不允许波焦带走手稿,他只好找人抄写了一份。潦草的抄本一到手,波焦立刻托朋友重新抄写,很快衍生出数十份副本,其中五十多本保存迄今。在即将来临的印刷机时代,它们是《物性论》出版发行的蓝本。

《物性论》由 7 400 行优美而深刻的诗句组成,既是隽永的诗歌,也是伟大的哲学——在我看来还很现代。诗中卢克莱修将坚不可摧的原子比作最初的种子,它们不可改变、不可分割,数量巨大却无影无形。当这些原子像雨滴一般垂直地穿过虚空,一切都不会发生。可一旦它们出现转向,发生碰撞,产生聚散,世界就生出万物。

卢克莱修很看重原子运动中的转向,在他看来,哪怕最微小的转向也会引发一连串的碰撞,继而产生无限的组合与重构。不仅如此,他还认为转向是自由意志的源泉,无论人类还是动物。因为如果原子像雨滴一般垂直穿过虚空,那么所有的运动都只是因果长链上毫无自由可言的一环。而转向和碰撞帮助所有生命摆脱了因果的束缚,从命运中夺取了自由的意志。

在原子论的基础上,诗人一步步破除因果的幻象:宇宙不是为人类而创造的,人类并非独一无二,灵魂会死,没有来世、天使和魔鬼,至于宗教那不过是植根于死亡恐惧的无谓妄想。人生最高的目标应该是增加快乐、减少痛苦,这是最简单也最自然的需求。切不可沉湎于过度的欲望和妄想中,无论它们关乎国家、神灵、性爱还是荣耀。就好比一个人生病发烧,多加一件衣服很自然,但那长袍上的漂亮刺绣不会带来更快退烧的效果。

《物性论》的表述如此现代,让我不由联想起19世纪功利主义者边沁等人的口吻。可是,在它重见天日的15世纪,是否也在当时的人心中留下深刻痕迹呢?答案有些平淡——现实世界没有发生观念的闪爆。的确有人在宣扬享乐主义,但没有证据显示他们的观念源自伊壁鸠鲁或《物性论》。波焦和他的朋友们拿到了手抄本,并从中借用了优美的修辞,却无意传播,反而巧妙地与其中的危险观念保持距离。

直到大半个世纪之后,《物性论》的手抄本才再度被传阅,譬如年轻的马基雅维利就默默地抄写了一份。到了16世纪中叶,教会颁布的各种针对《物性论》的禁令反证了卢克莱修的成功。伊拉斯谟、托马斯·莫尔、蒙田等人开始严肃而深入地探讨伊壁鸠鲁主义,觉得这种"异端邪说"有可能将全人类从悲惨和苦难中解救出来。蒙田在《物性论》上留下了大量批注,其中一页空白处他写道:既然原子的运动如此多变,那么在未来,原子重新聚合成一个新的蒙田也并非毫无可能。

1600年被宗教裁判所烧死的多明我会修士焦尔达诺·布鲁诺也是《物性论》的忠实读者。在他看来,地球不是中心,太阳也不是中心,宇宙根本没有中心,一切都像卢克莱修所写的那样,无非原子的转向、碰撞与聚散。无限多的"事物的种子"结合,形成了各种不同的生命,也必定形成多重的世界。种种迹象表明,在布鲁诺那个时代,《物性论》已经动摇和改变了西方世界的观念。

当两百年后的人们把《物性论》从拉丁文译成意大利文、英文、法文,发现者波焦已经被世人遗忘了。或许这正是观念传播者的力量,他让所有人都信服于某个观念,以为它的存在天经地义。如此,人们才可以不假思索地像托马斯·杰斐逊那样宣称:"我是一个伊壁鸠鲁主义者。"

从这个意义上讲,凯恩斯和哈耶克对观念和传播的看法都没有错。稍微有点儿不妥的是《大转向》这个中文译名。毕竟,"The Swerve"似乎没有"大"的意思。实际上就像格林布拉特在书中所写,卢克莱修推崇的是偶然细微的转向,一如波焦在观念传播中起到的作用。

# 人类的马赛克式命运

伊斯坦布尔有一座举世闻名的马赛克博物馆，我在那里获益良多。马赛克（镶嵌艺术）至少有 4 000 年的历史，它起源于美索不达米亚，成熟于古希腊，繁荣于古罗马。在拜占庭时期的君士坦丁堡，镶嵌艺术步入巅峰，教堂、道路、宅邸、花园、广场、公共浴室，无处不见马赛克的身影。贵族为了炫耀，甚至设法把金箔烧制到玻璃里，造出华贵的金箔马赛克，用来装饰自家的厅堂庭院。

截然不同的细小元素，竟然可以聚合成形，呈现出惊人的整体效果，这就是艺术的魅力。难怪马赛克（mosaic）的词源和音乐（music）一样，都来自希腊文中的艺术女神缪斯（musa）。

马赛克的历史让我意识到，大多数事物都不会像岩缝里涌出的山泉，自然而然地发生，理所当然地存在，悄无声息地消亡。公元 726 年，拜占庭皇帝颁布诏令，禁止偶像崇拜，掀起圣像破坏运动，直接导致了镶嵌艺术的没落。

再一次关注"马赛克"这个词是因为《剧变》一书。作者贾雷德·戴蒙德（Jared Diamond）多次使用这个概念来形容个人或国家内部截然不同的元素艰难共存的状况。

关于戴蒙德其人，已无需过多介绍，只要说起他的《枪炮、病菌与钢铁》，几乎无人不知。这本书的影响大到什么程度呢？我认为假如没有这本书，无论是弗朗西斯·福山的《政治秩序的起源》还是尤瓦尔·赫拉利的《人类简史》，都将失去立论的基础。

也有人对这本书所持的"环境决定论"颇有批评，觉得作者把地理和气候当作人类社会决定性力量的观点要么大谬不然要么言过其实。其实戴蒙德本人从未使用过"环境决定论"这一类字眼。他只是提醒人们，大多数时候我们都忽略了一个重大事实，环境对于人类的选择空间而言是一种巨大的几乎无法克服的制约。

从这个角度看，《剧变》既是戴蒙德为自己的观点所做的辩解，也是完善观点的必要补充。他想告诉读者，环境的确限制着人类的选择，然而选择依然存在，人类依然拥有做出选择的意愿和能力。为了证明和完善这一观点，戴蒙德把目光集中在一个问题上，那就是现代国家是如何处理重大危机的?

　　人类面临危机、处理危机的历史是戴蒙德一以贯之的写作主题,《枪炮、病菌与钢铁》《崩溃》等著作都是如此,《剧变》的主要区别在于时间维度。以前,戴蒙德的历史尺度都是以千年、万年乃至百万年计,但这一次他的考察对象是现代国家,把时间限制在一百年左右的范围。

　　时间的限制让戴蒙德在《剧变》中采用了不同以往的研究方法。在我看来,他在过去的作品里表现得就像一个理工男(顺便一提,《枪炮、病菌与钢铁》是清华大学学生们最爱的书之一),那是因为长跨度的时间尺度可以提供详尽的量化数据。而《剧变》考察的历史太短,从统计学的意义上讲,量化分析的说服力不够。这迫使戴蒙德放弃了他擅长的定量方法,像一个传统的历史学家那样进行定性研究。

　　不过,戴蒙德也没有全然放弃他最擅长的视角。像以前一样,他认定理解自我的最好途径是观察他人,"只研究一个国家的人最终一个国家都不会了解",所以他坚持使用比较研究来思考和解决问题。至少在《剧变》这本书里他的这种坚持是有效的。

　　戴蒙德选择了七个现代国家,比较它们在面临危机之时的状况、选择以及后果,借此反思危机应对的得失,帮助人们更好地处理现实和未来的风险。

戴蒙德考察的七个现代国家分别是芬兰、日本、智利、印度尼西亚、德国、澳大利亚和美国。之所以选择它们，是因为作者对这些国家都很熟悉，他还在其中的六个国家长时间居住过，并且会运用这六国的语言。只有日本显得有些例外，我想作者选择它，其中一个原因是日本在近现代的历史中应对危机的次数和后果都非同一般。

　　在正式比较研究之前，戴蒙德严谨地考察了危机这个多少有些含混的概念。在他看来，"危机"是"转折"的一种，但这种转折具有以下几个特点。一是时间上的紧急——事件刻不容缓，解决问题的时间窗口稍纵即逝；二是性质上的重大——一旦发生，它将剧烈改变事情的发展走向，或者造成巨大的损害；三是频率上的稀有——它必须是长间隔的、罕见的、戏剧性的剧变；四是观念上的冲击——当人们遭遇它，会突然感到挑战，意识到过去的思路和办法无济于事，必须寻找新的解决之道。

　　经过一番概念的考察，这时候再深入《剧变》就会非常有趣，例如书中的芬兰完全可以看作戴蒙德式历史观的经典阐释。一开始他就交代了芬兰的环境制约，强调地理气候等恒久因素对这个国家的塑造。接下来讲芬兰遭遇的外部危机，尤其是对抗苏联的那场惨烈的冬季战争。然后讨论战争之后芬兰人截然不同的国家意识和外交思路。整个阐释清晰而有说服力。

过去，我像很多一知半解的人一样，对那种因邻近强国而不得不"以小事大"的国家轻蔑地称之为"芬兰化"。但是通过戴蒙德的分析，我算是比较理解也比较尊重这一现实选择了。每个国家面临的情况都是特殊的，关键在于如何取舍，尽可能维护自己最珍爱的价值，总是意味着意义重大的牺牲。芬兰就是如此。他们保住了国家的独立、国民的安全，建起了以市场经济为基础的高福利国家，付出的代价则是国际事务上对苏联的顺从。得失之间，唯有芬兰人可以评判。

与芬兰相比，日本、智利、美国、印尼的情况是怎样的？它们的外部危机与内部危机区别在哪儿？应对的效果如何？地理气候因素和社会政治因素在危机中分别占了多大比重？戴蒙德也都一一做了比较。

当然，相比文字，戴蒙德还是更喜欢数字，因为数字能揭示那些反直觉的事实。比如他在讨论美国人对石油的依赖、对气候变化的怀疑以及对可再生能源的抵触时，对比了一组很有趣的数据。一些美国人反对使用风力发电机，因为这种机器一年要杀死 45 000 只鸟。戴蒙德告诉读者，经过他的计算，风车杀死的鸟仅相当于 150 只猫干出来的"好事"。

相对于数字,戴蒙德对危机之道的解释我认为不及他之前的作品,短处仍在于时间尺度的限制。谁都知道,现代史比古代史难写。因为对于像"标本"一般的后者,前者就像活蹦乱跳的百足虫,很难把它的触角和足脚一一数清。不过,《剧变》还是保持了较高的分析水准,有助于人们直面现代社会的诸多危机。

就在最近,戴蒙德在接受中国媒体采访时谈到了新冠肺炎这一全球危机,他的观点在《剧变》里可以找到事实支撑。采访中他再一次谈到"马赛克"。他说所有的民族都是在历史长河中不断变化、不断重构的,从这个意义上讲,个人生活和社会生活都是马赛克式的。这让我一下子想到,《剧变》这本书其实也是马赛克式的。戴蒙德把七个不同的国家"镶嵌"成了一幅人类命运的宏大图景。

# 筑巢的方法以及向外张望的理由

"自由是迷宫的出口,还是迷宫的延续?"借长篇小说《巢》(*Vizuina*)中的一个角色之口,罗马尼亚作家诺曼·马内阿(Norman Manea)向读者发问。苦恼的是,那个角色被谋杀在故事的中途,没有答案。

"vizuina"是罗马尼亚语,翻译为"巢"总觉得有些含糊。中文的巢本义是鸟窝,后来才泛指蜂蚁之类动物的居所。读完这部小说,我认为马内阿所谓的 vizuina,显然不是自由的鸟巢,而是藏匿的巢穴,甚至困守的地洞。我不是臆测,卡夫卡的名作《地洞》在罗马尼亚版本中就译作 *Vizuina*,可为旁证。

那么,马内阿的《巢》与卡夫卡的《地洞》有无内在联系呢?读者可在小说的字里行间寻找线索,不过至少那位被谋杀的人物评论过卡夫卡的小说。

马内阿是一位生活在美国的罗马尼亚作家。他出生于1936年,1966年开始发表作品,1986年移居国外。在德国短暂停留之后定居美国,在那里出版了自己最有名的几部作品,包括《论小丑》和《流氓的归来》。

早年经历是马内阿写作的主要动力之一。在他还是一个犹太小孩的时候,他和家人就被关进了纳粹集中营,幸存者的生命体验让他无法忍受任何虚假的事物。在《流氓的归来》里,他宣示过自己的人生信条:"我将不为我不再相信的事物服务,无论它称自己为我的家、我的祖国还是我的教堂。"

做一个水利工程师或建筑规划者,践行这样的信条或许不难,可是当马内阿转行专事写作,情形就截然不同了。事实上,为了坚持这个信条,他不得不离开祖国。当然,正是因为这种坚持,他的写作才得到海因里希·伯尔、君特·格拉斯、奥尔罕·帕慕克、巴尔加斯·略萨等诺贝尔文学奖获得者的一致肯定。

先简单说说《巢》的故事吧,尽管用故事这个说法完全不能体现小说的复杂性。

为了摆脱现实的禁锢,戈拉教授和他的妻子露想尽办法要离开罗马尼亚,可临行前妻子莫名地拒绝了与之同行。到了美国,在前辈迪玛教授的鼎力相助下,戈拉在学院里成功地站稳了脚跟。迪玛提醒初来乍到的戈拉与故乡保持联系，不要抛弃旧时的记忆，因为记忆是比人的存在更长久的东西。然而戈拉对迪玛的忠告不以为然，也许是因为妻子的拒绝同行对他造成了永久的伤害。

意想不到的是，戈拉的妻子露成了她的表弟彼得的伴侣，并且也到了美国。经历了一番艰难时日之后，露在一家医疗机构做护士，从前的作家彼得则戏剧化地做了小学院的助教，继而得到迪玛教授的襄助，转身成了戈拉的同行。

背对故国，身处异乡，迪玛、戈拉、彼得以及露各有各的苦衷。迪玛认为故国是个体存在的凭借，是比坟墓更可靠的保证；戈拉觉得故土意味着某些不足为外人道的羞耻和伤害，因此想在异乡重筑容身之所；彼得尝到了自由的滋味，但又被自由悬置在某种虚空之中，在缥缈的幻觉里焦躁不安……还有迪玛教授的一个学生，他同样来自罗马尼亚，毅然决然地背弃了过去，试图彻底融入主流。对，他就是那个死于一场精心谋杀的帕拉德。

以上只是故事的一种说法。换个角度看，故事也可以这样讲。伟大的学者迪玛去世了，或多或少得到他的帮助的流亡者们开始重新认识这位以宗教史研究著称的老人。人们发现，这位热心帮助同胞的渊博学者其实有着极其难堪的法西斯背景。与此同时，打算写一篇迪玛回忆文章的彼得收到了死亡威胁信。

威胁信中提到了一个引人注目的词——迷宫,将那个死去的帕拉德推到眼前。正是这个角色向读者发问:"自由是迷宫的出口,还是迷宫的延续?"

马内阿在小说里花了不少文字讨论关于迷宫的"基础知识"。克里特岛的国王米诺斯命令著名的工匠代达洛斯修建了一座迷宫,用来关押他的儿子——半牛半人的怪物米诺陶。围绕这座迷宫,发生了许多神话故事。最有名的有两个:一是希腊英雄忒修斯得到米诺斯之女阿里阿德涅的帮助,用线团标记路径,杀死米诺陶后全身而退;二是工匠代达洛斯用蜡制造飞翼,和儿子伊卡洛斯一起逃离迷宫,儿子因飞得过高,蜡翼被太阳融化坠落而死。这样的讨论乍看有些俗套,实际上可能是必要的卖弄。因为它是切题的——"巢"是地洞,也是迷宫,更何况小说中的迪玛教授、戈拉教授以及彼得等人,都是研究神话和宗教的行家。书中甚至提到了一门"希腊神话与现代生活"的课程。

可以想象《巢》中遍布如草的繁复象征:阿里阿德涅的线团象征着人欲吗?伊卡洛斯的坠落意味着科技带来人的堕落还是自我中心论的虚幻?还有迷宫,它指的到底是巴尔干半岛上的诡谲历史,还是曾经被玫瑰色渲染的实现了的乌托邦?又或者,一如《巢》中人物所说:"他们中的每一个人，都可以将这迷宫命名为自身。"

这种腔调把我再度拉回到"vizuina"的释义。我记得一位研究卡夫卡的专家说过，《地洞》是为生命辩护之书。生命就是地洞，而我们对地洞的不满就是对生命本身的不满。这简直可以看作《巢》的底蕴，生命难道不就是一座困住自己的迷宫？

就像没有完美的迷宫，小说也不可能提供确切的答案。从某种意义上讲，马内阿被他制造的迷宫困住了。一个分明的证据是，当戈拉教授构思着迪玛教授的悼文，博尔赫斯的名字出现了。这位最擅长构造迷宫的作家，在书中几乎是所有角色探讨的对象，是一个"难以回避的参照"。迪玛、帕拉德、戈拉评论他，连彼得收到的威胁信也引用他的小说，大意是：下一次我会杀了你，把你送进一个由单行线构成的永无尽头的迷宫。

坦率地说，这些对博尔赫斯的探讨并没有为小说增加多少可读性。在我看来，大量的且没有多少推动力的援引更像是创造力匮乏的表现，足以把读者也困在迷宫之中。

当然，我认为我能理解马内阿笔下的人物心理，就像理解逃出陷阱又踏进迷宫的兔子。粗浅地说，这就是美国——尽管这个国家长期被神话为熔炉，但至少在《巢》中它更像是迷宫。马内阿继而把纽约当作迷宫的象征，他厌倦地书写着困在其中的特定人群:布莱顿海滩的俄罗斯人、小意大利区的意大利人、皇后区的巴尔干人、唐人街的中国人、哈莱姆区的塞内加尔人以及布鲁克林的犹太人。他们和迪玛、戈拉、彼得、露、帕拉德一样,活在或死在了那永无尽头的迷宫里。

好在没有完美的迷宫。一个突然出现的神秘的"我"打破了迷宫的封闭。"我"刚到美国没几年,在罗马尼亚时也是戈拉、帕拉德等人组成的地下小圈子的成员。这个人物没有能力掀开迷宫的顶盖,却动摇了所有人物的固有形象:他们究竟为何离开罗马尼亚,又是如何离开的? 当初为何有人拒绝离开,又为何改变了主意? 历史从幽暗中爬了出来,拽住了那些试图躲进巢穴之人的双腿。接着,彼得失踪,9.11爆发,戈拉的地洞被压缩到极致,他把自己藏进了书堆里。

神秘的"我"还将各自的巢穴连结起来。无论帕拉德、戈拉还是露,都不得不从自身的地洞里朝外张望。"我"当面质问戈拉,离开祖国之时是否羡慕那些留下来的人。"我"还与帕拉德见面,讨论他们当中有无卧底的可能。"我"甚至和露探讨了遗嘱的问题,暗示着二人之间亲密无间的关系。

唯一的疑问是,"我"是谁? 马内阿到最后也没有说。

他只是在小说的结尾抒发着巢与巢的关联与意义："我们不曾了解彼此的孤独,而正是这孤独感将我们相连,让我们重新发现彼此,焕发身上的活力。"那么,鉴于作家自始至终都没有描述"我"的来龙去脉,"我"是不是孤独感的象征呢?

或许正是因为马内阿的刻意隐匿,使得《巢》中的各个人物像迷宫里的幻影一般难以捉摸。他这样做的目的是为了坚持思辨的纯粹性? 还是说,他根本就没打算让人物获得血肉? 我没有答案。不过,他这样做必然会产生一种效果,那就是对读者的挑选。我相信,与马内阿有相似社会背景的人可以从中找到共鸣,找到一种筑巢的方式,以及从巢中向外张望的理由。

# 人之为人，意味着身心的彼此照护

新年伊始认真读的第一本书是凯博文先生的新著《照护》(*The Soul of Care*)。凯博文是阿瑟·克莱曼(Arthur Kleinman)的中文名字，他是精神卫生领域的权威、著名的精神病学专家，更是医学人类学的开创者，著有多部影响深远的作品。引介到国内的《疾痛的故事》《道德的重量》《苦痛与疾病的社会根源》我都一一拜读，每一部都让人获益良多。是他而不是别的学者为我理解疾痛与苦难架起了意义之桥。

在长期的临床实践中凯博文认识到，与患者交流疾痛的经验既是可能的，也是非常有价值的。因为这种关怀超越了简单的诊断与治疗，也超越了刻板的医患关系，它为患者也为医者营造了一种人性"在场"(presence)的情境，重塑了基于人性、善意和共情的人际关系，继而在根本上成就了我们每个人的主体性。而这一切,凯博文都用"照护"(care)这个关键词来概括。在他看来,照护不仅意味着医患双方共同见证治疗中的收获与失落,还意味着日常生活里的每个人都可以平等分享生活中的病痛和苦难。换句话说,在凯博文的观念中,照护不应该仅仅是医护伦理,更应该成为社会的一般伦理,因为人之为人,是在终其一生的社会互动中完成的。

在凯博文的作品中我看到了照护的迫切需求以及它带来的积极意义。残疾人、慢性疼痛患者、神经衰弱者、临终癌症患者等等,凯博文忠实而细腻地描述了他所遇见的这些遭受疾痛之苦的人,并希望通过与患者嘤嘤相鸣的情感交流,体贴入微的身心关爱,在疾痛与治疗之间、在苦难与意义之间,架起一座理解的桥梁。

然而,现实与理想总是相距甚远。一方面,凯博文在知识界的影响相当深远——他奠定了医学人类学的基石,塑造了社会医学的观念,从根本上更新了精神卫生的传统,他还把抑郁症的概念引入中国,培养了诸如金镛(公共卫生专家、前世界银行行长)、阎云翔(文化人类学家)、吴飞(宗教人类学家)等诸多人才;但从另一方面看,凯博文的实践和理念却全面受挫于以临床医学为主的现代医学。因为现代医学注重效率、崇尚科技、信服统计数字,并不可避免地演变成某种毫无人性温情的官僚体制。

在《照护》一书中,凯博文回顾了美国医疗体制的变迁。他注意到 20 世纪四五十年代的医疗事业还像一个个小型手工作坊,医生一般个人执业或几个人一起工作。他们的医疗实践既发生在诊所、医院和医生办公室,也发生在社区的千万家庭。可到了 20 世纪六七十年代,几乎所有的医护人员和医疗实践都被政府和大型企业接管,独立的医生变成了员工,医疗照护不再是他们的分内之事,而变成一种医院推销的产品,供患者选择和消费。

在这种企业化兼官僚化的"大医疗"背景下,患者的切身体验完全被忽视,不满越来越强烈,而体制给出的回应则是一整套自我保护的免责措施:庞大的医疗法律体系、复杂的医疗保险制度以及基于算法的所谓"最佳临床实践指南"。凯博文认为,这种医疗体制实际上已经摈弃了原本视照护为责任的道德观,不仅让照护从临床实践中消失,也贬抑、压缩乃至剥夺了过去存在于家庭之中、朋友之间的关爱之情,以至于将所有人逼入了没有安全网的道德绝境。

美国医疗体制不过是全球医疗变迁的缩影,迄今为止凯博文描述的趋势丝毫不见扭转的痕迹,且在精神病学领域造成的影响尤显刺目。当年,作为 1949 年以来首个到中国从事精神病学研究的西方学者,凯博文成功地用抑郁症、焦虑症等医学诊断取代了大而无当的"神经衰弱"。然而讽刺的是，如今医疗体制对抑郁症诊断的滥用可能并不亚于过去的神经衰弱。关于这一点，吴飞在《照护》的中文版序言里提到过。他曾亲眼见到凯博文批评长期研究中国自杀问题的费立鹏（Michael Phillips）仅从医学角度去理解自杀过于狭隘，然而就我的理解，这个并不特别的批评更多地反映了凯博文对医疗体制的不满与焦虑。

了解越多，好奇心越强。我好奇一门知识（医学人类学）的命运，好奇一种道德伦理（关爱与照护）的前景，也好奇凯博文的个人经历，我相信他的人生与学问存在一种相互成就的关系。

显然凯博文本人也这么认为，所以《照护》很大程度上是一本自传。书中他回顾了自己的犹太人身份，单亲家庭的艰难与困惑，还有习惯用拳头解决问题的少年时光——这个好勇斗狠的街头小混混甚至引来了黑道的关注，觉得他挺有"发展前途"。好在后来发生的一件件事把凯博文从喋血街头的灰暗命运推向了全然不同的道路。

从布鲁克林迁居长岛之后，新学校的老师在他身上花了不少心血，他开始喜欢上了学习和阅读，渐渐地对身边的人、对生命中真切的人的故事产生了强烈而持久的兴趣，并且学会了认真的倾听和敏锐的观察。凯博文觉得那正是他成为一个学者的最初转变以及最基本的训练。而在我看来他将个人的成长经历放在这本书的开头是大有深意的，因为凯博文毕生的志向不单是求知，更是一个肩负照护使命的医者——要成为一个照护者，首先应该学会照护自己的身心。

《照护》的另一主线是凯博文和妻子琼（Joan Kleinman）约半个世纪的彼此照护。琼是他事业上的伙伴、善解人意的妻子和甘于奉献的母亲，是悉心维系家庭、工作和社会关系的照护者。凯博文觉得无论在他们夫妻之间还是家庭关系中，琼都扮演着照护关系中主导的角色，直到她不幸罹患阿尔茨海默症。

病症一开始指向不明，但发展迅速，先是视力减退，然后出现阅读障碍和驾驶困难，凯博文和琼都误以为那是正常的老化过程，忽略了问题的严重性。直到有一天晨跑，琼忽然跑上了公路被货车撞倒，他们才想到去看医生。然而就像普通人一样，他们在就诊时碰见了一大堆问题。家庭医生把他们转介给专科医生，做了一系列得不出结论的眼科检查，神经科大夫罗列了无数难以证实的可能性，仍然束手无策。核磁共振、断层扫描、专家会诊，夫妻俩除了接受每个医院反反复复的相同程序，最重要的事情好像就是等待。等待预约、等待检查、等待报告、等待诊断、等待下一次预约，周而复始，无限循环。

凯博文发现，即便他本人是一位受人尊敬的医学专家，拥有广泛的人脉和资源，但他仍然要像所有病患那样面对这个缺乏照护伦理（ethics of care）的医疗体制。在这个体制中，没人真正在乎病人和家属的沮丧、困惑、焦虑和恐惧，"一群又一群的专家来看我们，"看的只是抽离出来的病症，却"看不到'我们也是人'的事实"。这种疾痛的体验，凯博文研究了大半辈子，然而直到那段时日，他才真正了解个中滋味。

正如希波克拉底誓词所言，医生唯一的目的就是"为病家谋福"，可见传统医学在临床实践中是把照护置于核心地位的。然而凯博文发现，越来越注重效率的医疗体制让照护彻底边缘化，医学院的教育表里不一，本该时刻"在场"的医生把责任推给了护士，技术和药学的进步更让医生变成了用平板电脑给"消费者"开药的白衣人。而他们原本有大把机会可以践行医学教育中提倡的照护精神——使用听诊器的时候给病人一个微笑，检查身体时轻轻拍拍患者的肩膀，和他们讨论治疗方案或手术预后时把视线从电脑屏幕上移开，认真倾听对方说的每一句话，对患者和家属的担忧予以安慰和解释，等等。

医疗照护让人挫败，社会照护同样一言难尽。于是在琼确诊后的十年里，家庭照护成为凯博文的生活主题。这段经历的苦痛、艰难和沉郁，与他们夫妻间真挚而丰饶的情感交织在一起，成为《照护》最动人的篇章。凯博文说，他要把这本书献给所有经受过、忍耐过但终究没有挺过苦难的人们，因为正是这些人教会了我们成为一个真正的人究竟意味着什么。读完《照护》，我想说，我愿意学，也正在学。

**图书在版编目(CIP)数据**

巴黎综合征 / 西闪著. — 南京：南京大学出版社，
2021.10
ISBN 978 - 7 - 305 - 24713 - 2

Ⅰ. ①巴… Ⅱ. ①西… Ⅲ. ①心理疾病－防治 Ⅳ.
①R395.2

中国版本图书馆 CIP 数据核字(2021)第 145758 号

出版发行　南京大学出版社
社　　址　南京市汉口路 22 号　邮　编　210093
出 版 人　金鑫荣

**书　　名　巴黎综合征**
著　　者　西　闪
责任编辑　陈　卓
书籍设计　周伟伟
印　　刷　南京爱德印刷有限公司
开　　本　787×1092　1/32　印张 8　字数 134 千
版　　次　2021 年 10 月第 1 版　2021 年 10 月第 1 次印刷
ISBN 978 - 7 - 305 - 24713 - 2
定　　价　52.00 元

电子邮箱　Press@NjupCo.com
网　　址　http://www.njupco.com
官方微博　http://weibo.com/njupco
官方微信　njupress
销售热线　025 - 83594756